药学专业知识（二）

临考冲刺模拟试卷（一）

一、**最佳选择题**（每题1分，共40题，共40分）下列每小题的四个选项中，只有一项是最符合题意的正确答案，多选、错选或不选均不得分。

1. 在痛风急性期，应禁用的抗痛风药是（　　）
   A. 秋水仙碱　　　　　　　　B. 别嘌呤
   C. 布洛芬　　　　　　　　　D. 舒林酸
   E. 泼尼松

2. 可促进γ-氨基丁酸（GABA）合成的抗癫痫药是（　　）
   A. 卡马西平　　　　　　　　B. 苯妥英钠
   C. 地西泮　　　　　　　　　D. 苯巴比妥
   E. 丙戊酸钠

3. 酰胺醇类抗菌药物包括氯霉素及甲砜霉素，其中氯霉素不可用于（　　）
   A. 伤寒和副伤寒　　　　　　B. 严重沙门菌属感染合并败血症
   C. 敏感菌所致的尿路感染　　D. 脑脓肿
   E. 立克次体感染

4. 法莫替丁的禁忌证是（　　）
   A. 严重肾功能不全　　　　　B. 胃食管反流病
   C. 卓-艾综合征　　　　　　 D. 应激性溃疡
   E. 上消化道出血

5. 属于短效苯二氮䓬类的药物是（　　）
   A. 三唑仑　　　　　　　　　B. 艾司唑仑
   C. 劳拉西泮　　　　　　　　D. 替马西泮
   E. 氟西泮

6. 老年人对苯二氮䓬类药较为敏感，用药后可致平衡功能失调，觉醒后可发生步履蹒跚、思维迟缓等症状，在临床上被称为（　　）
   A. 震颤麻痹综合征　　　　　B. 老年期痴呆
   C. "宿醉"现象　　　　　　　D. 戒断综合征
   E. 锥体外系反应

7. 临床上治疗蛔虫病的药物有多种，但不包含（　　）
   A. 哌嗪　　　　　　　　　　B. 噻嘧啶
   C. 阿苯达唑　　　　　　　　D. 甲苯咪唑
   E. 吡喹酮

8. 下列药品中,属于酰胺类的脑功能改善及抗记忆障碍药物是( )
   A. 吡拉西坦　　　　　　　　　B. 胞磷胆碱
   C. 利斯的明　　　　　　　　　D. 多奈哌齐
   E. 石杉碱甲

9. 李女士来到药房咨询,主诉最近服用下列某种药品后体重有所增加,药师确认可能增加体重的药品是( )
   A. 辛伐他汀　　　　　　　　　B. 二甲双胍
   C. 米氮平　　　　　　　　　　D. 硝酸甘油
   E. 阿司匹林

10. 用于低分子肝素过量时解救的药品是( )
    A. 氨甲环酸　　　　　　　　　B. 酚磺乙胺
    C. 维生素 K_1　　　　　　　　D. 鱼精蛋白
    E. 血凝酶

11. 曲妥珠单抗的适应证是( )
    A. 人表皮生长因子受体-2(HER-2)过度表达的乳腺癌
    B. 晚期恶性黑色素瘤
    C. 表皮生长因子受体(EGFR)基因突变阴性的转移性非小细胞肺癌
    D. 转移性结直肠癌
    E. 复发或耐药的滤泡性中央型淋巴瘤

12. 某些慢性疾病使用泼尼松长期治疗,为减少外源性激素对下丘脑-垂体-肾上腺皮质轴的抑制,推荐的给药时间是( )
    A. 上午8时左右　　　　　　　B. 中午12时左右
    C. 下午4时左右　　　　　　　D. 晚餐前
    E. 睡前

13. 下列雌激素中,口服效价很低的是( )
    A. 炔诺酮　　　　　　　　　　B. 炔雌醇
    C. 雌二醇　　　　　　　　　　D. 尼尔雌醇
    E. 己烯雌酚

14. 治疗因出血性胃炎引起的上消化道出血的药物是( )
    A. 麻黄碱　　　　　　　　　　B. 多巴胺
    C. 多巴酚丁胺　　　　　　　　D. 肾上腺素
    E. 法莫替丁

15. 下列强心苷类药物中,主要经肝脏代谢的是( )
    A. 地高辛　　　　　　　　　　B. 毒毛花苷K
    C. 毛花苷丙　　　　　　　　　D. 洋地黄毒苷
    E. 去乙酰毛花苷

16. H_2受体阻断药临床主要用于( )
    A. 止吐　　　　　　　　　　　B. 镇静

C. 抗过敏
D. 治疗晕动病
E. 抑制胃酸分泌

17. 噻替哌的适应证不包括( )
    A. 乳腺癌
    B. 肺癌
    C. 卵巢癌
    D. 膀胱癌
    E. 胃肠道肿瘤

18. 地高辛的转运蛋白是( )
    A. 多药耐药相关蛋白（MRP）
    B. 肺耐药相关蛋白（LRP）
    C. 乳腺癌耐药蛋白（BCRP）
    D. p糖蛋白（P-gp）
    E. 寡肽转运蛋白（PEPT）

19. 可增强肝细胞膜的防御能力，起到稳定、保护和修复细胞膜作用的药物是( )
    A. 门冬氨酸钾镁
    B. 多烯磷脂酰胆碱
    C. 葡醛内酯
    D. 异甘草酸镁
    E. 联苯双酯

20. 不属于左炔诺孕酮所致不良反应的是( )
    A. 恶心
    B. 低钙血症
    C. 类早孕反应
    D. 月经失调
    E. 体重增加

21. NSAID药物最为常见的不良反应是( )
    A. 胃肠道反应
    B. 肾功能不全
    C. 肝坏死
    D. 哮喘
    E. 过敏反应

22. 以下属于水杨酸类代表药的是( )
    A. 阿司匹林
    B. 乙酰氨基酚
    C. 吲哚美辛
    D. 双氯芬酸
    E. 布洛芬

23. 以下麻醉性镇痛药中，阿片生物碱的代表药为( )
    A. 双氢可待因
    B. 丁丙诺啡
    C. 氢吗啡酮
    D. 羟吗啡酮
    E. 可待因

24. 可用于治疗绦虫感染的药物是( )
    A. 林旦
    B. 氯硝柳胺
    C. 哌嗪
    D. 甲硝唑
    E. 环吡酮胺

25. 通过竞争性抑制α-葡萄糖苷酶的活性，减慢淀粉等多糖分解为双糖和单糖，延缓单糖的吸收，降低餐后血糖峰值的药物是( )
    A. 吡格列酮
    B. 伏格列波糖
    C. 瑞格列奈
    D. 门冬胰岛素

E. 格列吡嗪

26. 属于短效型强心苷的药物是( )
   A. 地高辛　　　　　　　　B. 洋地黄毒苷
   C. 毛花苷丙　　　　　　　D. 去乙酰毛花苷
   E. 毒毛花苷K

27. 服用后可能导致口味中有氨味，舌苔、大便呈黑色的药物是( )
   A. 奥美拉唑　　　　　　　B. 硫糖铝
   C. 枸橼酸铋钾　　　　　　D. 西咪替丁
   E. 泮托拉唑

28. 关于非那雄胺作用特点的说法，错误的是( )
   A. 易引起直立性低血压
   B. 可抑制酮在前列腺内转化为双氢睾酮
   C. 能降低血清前列腺特异性抗原（PSA）水平
   D. 小剂量可促进头发生长，用于治疗素源性脱发
   E. 起效缓慢

29. 下列药物中，属于非二氢吡啶类钙通道阻滞剂药物的是( )
   A. 硝苯地平　　　　　　　B. 尼莫地平
   C. 维拉帕米　　　　　　　D. 氨氯地平
   E. 左氨氯地平

30. 下列选项中，主要用于控制疟疾复发和传播的药物是( )
   A. 青蒿素　　　　　　　　B. 氯喹
   C. 伯氨喹　　　　　　　　D. 奎宁
   E. 乙胺嘧啶

31. 可使血小板内环磷腺苷（cAMP）浓度增高而产生抗血小板作用的药品是( )
   A. 阿司匹林　　　　　　　B. 氯吡格雷
   C. 双嘧达莫　　　　　　　D. 替罗非班
   E. 噻氯匹定

32. 患者来药店购买双歧杆菌三联活菌制剂，药师应该交待的使用注意事项错误的是( )
   A. 置于冰箱中冷藏保存　　B. 与抗酸剂分开服用
   C. 宜用热水送服　　　　　D. 不宜与抗菌药物同时服用
   E. 可混于温牛奶中服用

33. 日剂量超过1g时，可致金鸡纳反应的药物是( )
   A. 伯氨喹　　　　　　　　B. 乙胺嘧啶
   C. 奎宁　　　　　　　　　D. 蒿甲醚
   E. 青蒿素

34. 属于肝药酶诱导剂，与华法林合用会减弱后者抗凝作用的药物是( )
   A. 氯苯那敏　　　　　　　B. 唑吡坦

C. 丙戊酸钠
D. 苯妥英钠
E. 佐匹克隆

35. 患者，男，45岁。初始诊断肾病综合征合并严重肝功能不全，宜选用的糖皮质激素是( )
    A. 氟替卡松
    B. 泼尼松
    C. 可的松
    D. 泼尼松龙
    E. 布地奈德

36. 目前使用的最强的一类利尿药物是( )
    A. 袢利尿剂
    B. 噻嗪类利尿剂
    C. 留钾利尿剂
    D. 碳酸酐酶抑制剂
    E. 磷酸二酯酶抑制剂

37. 目前常用抑制尿酸合成的药物是( )
    A. 别嘌醇
    B. 非索布坦
    C. 秋水仙碱
    D. 丙磺舒
    E. 苯溴马隆

38. 骨髓增生低下及肝肾功能中重度不全者禁用( )
    A. 非索布坦
    B. 秋水仙碱
    C. 丙磺舒
    D. 别嘌醇
    E. 苯溴马隆

39. 镇咳作用强，为可待因2~4倍的药物是( )
    A. 喷托维林
    B. 苯丙哌林
    C. 可待因
    D. 右美沙芬
    E. 福尔可定

40. 下列药物中，属于外周性镇咳药的是( )
    A. 可待因
    B. 福尔可定
    C. 喷托维林
    D. 右美沙芬
    E. 苯丙哌林

二、配伍选择题（每题1分，共60题，共60分）题目分为若干组，每组题目对应同一组备选项，备选项可重复选用，也可不选用。每题只有1个备选项最符合题意。

A. 布美他尼
B. 呋塞米
C. 依他尼酸
D. 托拉塞米
E. 螺内酯

41. 长期应用可引起血钾升高和男性乳房发育的药物是( )
42. 属于高效利尿剂，耳毒性低，适用于有听力缺陷及急性肾衰竭患者的药物是( )
43. 不具有磺酰胺基结构，更容易引起耳毒性的药物是( )

A. 头孢氨苄 B. 头孢哌酮
C. 头孢吡肟 D. 头孢拉定
E. 头孢呋辛

44. 属于第二代头孢菌素的药物是( )
45. 属于第三代头孢菌素的药物是( )
46. 属于第四代头孢菌素的药物是( )

A. 阿司匹林 B. 塞来昔布
C. 吲哚美辛 D. 对乙酰氨基酚
E. 布洛芬

47. 对环氧化酶2（COX-2）具有高选择性的药物是( )
48. 消化道溃疡和胃肠道出血高风险患者可以选用，但禁用于有心肌梗死病史患者的药物是( )
49. 主要用于解热镇痛，但几乎没有抗炎作用的药物是( )

A. 枸橼酸铋钾 B. 米索前列醇
C. 兰索拉唑 D. 铝碳酸镁
E. 泮托拉唑

50. 餐后1~2小时、睡前或胃部不适时服用的抗酸剂是( )
51. 在体内主要经CYP3A4代谢的质子泵抑制剂是( )

A. 唑吡坦 B. 艾司佐匹克隆
C. 异戊巴比妥 D. 地西泮
E. 苯巴比妥

52. 属于苯二氮䓬类镇静催眠药，血浆蛋白结合率较高，在体内主要经肾脏排泄的药物是( )
53. 仅具有镇静催眠作用，而无抗焦虑、肌肉松弛和抗惊厥等作用的药物是( )
54. 属于巴比妥类药物，口服后容易从胃肠道吸收，药物进入脑组织后出现中枢抑制作用慢的药物是( )
55. 属于巴比妥类药物，口服后容易从胃肠道吸收，药物进入脑组织后出现中枢抑制作用快的药物是( )

A. 保钾利尿剂 B. 钾盐
C. 锂盐 D. 厄贝沙坦
E. 螺内酯

56. 血管紧张素转换酶抑制剂（ACEI）应避免与( )联合应用。
57. ACEI与( )联合应用时，可能导致进一步的肾功能损害。
58. ACEI与( )联用，可加重ACEI引起的高钾血症。

59. ACEI 与( )合用对严重心力衰竭治疗有益。
60. 血管紧张素Ⅱ受体阻断剂和( )合用，锂的排泄可能会减少。

   A. 青霉素　　　　　　　　B. 氯霉素
   C. 四环素　　　　　　　　D. 多西环素
   E. 诺氟沙星

61. 用药后可发生严重的过敏反应，如过敏性休克的药物是( )
62. 在妊娠期，尤其是妊娠末期或分娩期不宜应用，易发生"灰婴综合征"的药物是( )
63. 可沉积在牙齿和骨中造成牙齿黄染的药物是( )
64. 应用本品时可能发生耐药菌的过度繁殖的药物是( )

   A. 甲氧氯普胺　　　　　　B. 多潘立酮
   C. 莫沙必利　　　　　　　D. 昂丹司琼
   E. 阿瑞吡坦

65. 属于中枢和外周多巴胺 D_2 受体阻断剂，具有镇吐、刺激泌乳素释放的促胃肠动力药是( )
66. 属于外周多巴胺受体阻断剂，直接阻断胃肠道多巴胺 D_2 受体的促胃肠动力药是( )
67. 属于选择性 $5-HT_4$ 受体激动剂，促进乙酰胆碱释放的促胃肠动药是( )

   A. 甲氧氯普胺　　　　　　B. 维生素 B_6
   C. 托烷司琼　　　　　　　D. 阿瑞吡坦
   E. 西咪替丁

68. 属于神经激肽-1受体阻断剂的止吐药是( )
69. 属于多巴胺受体阻断剂的止吐药是( )
70. 属于 $5-HT_3$ 受体阻断剂的止吐药是( )

   A. 丁丙诺啡　　　　　　　B. 芬太尼
   C. 美沙酮　　　　　　　　D. 喷他佐辛
   E. 左啡诺

71. 合成阿片类镇痛药中，属于苯哌啶类的药物是( )
72. 合成阿片类镇痛药中，属于二苯甲烷类的药物是( )
73. 合成阿片类镇痛药中，属于吗啡烷类的药物是( )
74. 合成阿片类镇痛药中，属于苯并吗啡烷类的药物是( )

   A. 甲氨蝶呤　　　　　　　B. 曲妥珠单抗
   C. 长春新碱　　　　　　　D. 环磷酰胺
   E. 巯嘌呤

75. 与别嘌醇存在药物相互作用,合用时需减量的药物是(　　)
76. 急性白血病患者接受化疗期间出现了手指、足趾麻木及腱反射迟钝等不良反应,最有可能导致上述症状的药物是(　　)

　　A. 克林霉素　　　　　　　　B. 磺胺甲噁唑
　　C. 左氧氟沙星　　　　　　　D. 头孢呋辛
　　E. 米诺环素

77. 可引起心脏Q-T间期延长的药物是(　　)
78. 服药期间须大量饮水,防止发生结晶尿的药物是(　　)

　　A. 甲硝唑　　　　　　　　　B. 伯氨喹
　　C. 奎宁　　　　　　　　　　D. 青蒿素
　　E. 磺胺嘧啶

79. 临床作为控制复发和阻止疟疾传播的首选药物是(　　)
80. 对红外期无效,长疗程可根治恶性疟的药物是(　　)
81. 对疟原虫红内期有强大且快速的杀灭作用的药物是(　　)
82. 抗阿米巴原虫的药物是(　　)
83. (　　)可与乙胺嘧啶联合,用于预防和治疗耐氯喹的脑型疟疾。

　　A. 甘油　　　　　　　　　　B. 伊托必利
　　C. 乳果糖　　　　　　　　　D. 比沙可啶
　　E. 欧车前

84. 属于容积性泻药的是(　　)
85. 属于渗透性泻药的是(　　)
86. 属于刺激性泻药的是(　　)

　　A. 氨基己酸　　　　　　　　B. 人纤维蛋白
　　C. 甲萘氢醌　　　　　　　　D. 艾曲泊帕乙醇胺
　　E. 卡络磺钠

87. 属于维生素K类药物的是(　　)
88. 属于凝血因子的药物是(　　)
89. 属于抗纤维蛋白溶解药的是(　　)
90. 属于促血小板生成药的是(　　)

　　A. 低精蛋白锌胰岛素
　　B. 预混胰岛素类似物（预混门冬胰岛素30）
　　C. 甘精胰岛素
　　D. 预混胰岛素（30R）

E. 赖脯胰岛素

91. 皮下注射后10~15分钟内起效，主要用于控制餐后血糖的胰岛素或胰岛素类似物是(   )
92. 含有30%短效胰岛素的药物是(   )
93. 属于长效胰岛素类似物的药物是(   )

A. 第一代头孢菌素　　　　　B. 第二代头孢菌素
C. 第三代头孢菌素　　　　　D. 第四代头孢菌素
E. 第五代头孢菌素

94. 对肾脏有一定的毒性，与氨基糖苷类抗菌药物或强利尿剂合用毒性增加的是(   )
95. 适用于严重革兰阴性及敏感阳性菌的感染、病原未明感染的经验性治疗及院内感染的是(   )
96. 用于敏感菌引起的菌血症、肺炎、皮肤和软组织感染及尿路感染的是(   )

A. 毛果芸香碱　　　　　　　B. 甘露醇
C. 乙酰唑胺　　　　　　　　D. 噻吗洛尔
E. 布林佐胺

97. 属于β受体阻断剂的降低眼压药是(   )
98. 属于碳酸酐酶抑制剂的降低眼压药是(   )

A. 沙美特罗　　　　　　　　B. 沙丁胺醇
C. 多索茶碱　　　　　　　　D. 布地奈德
E. 异丙托溴铵

99. 属于长效 $β_2$ 受体激动剂的平喘药是(   )
100. 具有强效抗胆碱（M受体）作用的平喘药是(   )

三、综合分析选择题（每题1分，共10题，共10分）题目分为若干组，每组题目基于同一个临床情景病例、实例或案例的背景信息逐题展开。每题的备选项中，只有1个最符合题意。

患者，女，55岁。踝关节疼痛半月余。入院后查体：大致正常。辅助检查：尿蛋白（+），血肌酐156μmol/L，血尿酸650μmol/L，其余无明显异常。医院诊断为高尿酸血症、慢性肾脏病。治疗用药为：别嘌醇片100mg，口服，3次/日；碳酸氢钠片0.5g，口服，3次/日；肾炎康复片1片，吸入，2次/日。

101. 该患者应使用(   )缓解痛风急性发作。
A. 秋水仙碱　　　　　　　　B. 丙磺舒
C. 水杨酸钠　　　　　　　　D. 别嘌醇
E. 阿司匹林

102. 患者服用碳酸氢钠片的作用是（   ）
    A. 促进尿酸分解、排泄
    B. 中和胃酸，利于药物吸收
    C. 预防痛风结石形成
    D. 碱化尿液，防止尿酸沉积
    E. 碱化尿液，保持尿道通畅，防止形成肾结石

103. 以下选项中，关于别嘌醇的不良反应，叙述不正确的是（   ）
    A. 剥脱性皮炎
    B. 血小板计数减少
    C. 痛风急性发作
    D. 尿频
    E. 间质性肾炎

104. 别嘌醇用于治疗痛风时的用药时机为（   ）
    A. 痛风发作急性期
    B. 急性发作终止至少两周后
    C. 痛风急性炎症症状还未完全消失时
    D. 关节炎症完全消失4周以上
    E. 与痛风发作无关，痛风急性发作期和缓解期均可使用

患者，女，55岁。临床诊断为2型糖尿病。目前药物治疗方案如下：

药物	给药途径	用量	用法
二甲双胍片	Po	500mg	Bid
阿卡波糖片	Po	50mg	Tid

105. 关于本病例患者服用二甲双胍注意事项的说法，错误的是（   ）
    A. 可能出现的不良反应有腹痛、腹泻、腹胀
    B. 服药期间不要饮酒，以免引起低血糖
    C. 对肾脏有一定损害
    D. 用药期间应定期检查空腹血糖
    E. 避免与碘造影剂合用

106. 阿卡波糖最适宜的服用时间是（   ）
    A. 餐前半小时
    B. 餐时
    C. 餐后半小时
    D. 餐后1小时
    E. 餐后2小时

107. 该患者联合用药过程中，除监测血糖之外，还应重点监测的安全性指标是（   ）
    A. 血压
    B. 血脂
    C. 心功能
    D. 肺功能
    E. 肾功能

患者，女性，56岁。间断性感到上腹部饱胀、恶心1年余。患者在1年前曾无明显诱因出现恶心、上腹饱胀感，后自行服用胃药（具体不详）治疗后症状好转。在两个月前患者上述症状再次发作。查体：上腹部无反跳痛，有轻微压痛。胃镜、腹部B超检查未见明

显异常。诊断为功能性消化不良。治疗用药：枸橼酸莫沙必利片，5mg，口服，3次/日。

108. 莫沙必利的作用机制是（　　）
   A. 外周多巴胺 D_2 受体阻断剂
   B. 外周多巴胺 D_2 受体激动剂
   C. 选择性 $5-HT_4$ 受体阻断剂
   D. 中枢性和外周性多巴胺 D_2 受体阻断剂
   E. 选择性 $5-HT_4$ 受体激动剂

109. 下列选项中，关于莫沙必利的不良反应，叙述不正确的是（　　）
   A. 腹痛
   B. 口干
   C. 酸性粒细胞增多
   D. 三酰甘油升高
   E. 心动过速

110. 下列不属于促胃肠动力药的是（　　）
   A. 甲氧氯普胺
   B. 多潘立酮
   C. 莫沙必利
   D. 伊托必利
   E. 胰酶

四、多项选择题（每题1分，共10题，共10分）下列每小题的备选答案中，有两个或两个以上符合题意的正确答案，多选、少选、错选、不选均不得分。

111. 关于抗前列腺增生药物药理作用和临床应用的说法，正确的有（　　）
   A. $α_1$ 受体阻滞剂坦洛新不能减小前列腺的体积，也不影响血清前列腺特异抗原（PSA）的水平
   B. $α_1$ 受体阻滞剂特拉唑嗪不良反应有直立性低血压
   C. $5α$-还原酶抑制剂非那雄胺可以缩小前列腺的体积
   D. $5α$-还原酶抑制剂非那雄胺通常服药6个月后才能获得最大疗效
   E. $5α$-还原酶抑制剂非那雄胺可导致性欲减退，勃起功能障碍

112. 质子泵抑制剂（PPI）的作用特点有（　　）
   A. 遇酸会快速分解，口服给药必须用肠溶剂型
   B. 在体内均经过肝脏细胞色素 P450 酶代谢
   C. 注射剂型中加入氢氧化钠是为了螯合金属离子，增强其稳定性
   D. 对质子泵的抑制作用是可逆的
   E. 单次抑酸作用可维持12小时以上

113. 大环内酯类抗菌药物的共同特点为（　　）
   A. 低浓度时为抑菌剂
   B. 易通过血脑屏障
   C. 高浓度时为杀菌剂
   D. 时间依赖型
   E. 大部分以原形从尿中排泄，无肝肠循环

114. 所有β受体阻断剂在（　　）上作用相同。
   A. 治疗抗心律失常
   B. 治疗心肌缺血
   C. 药物之间在β受体选择性

D. 药物之间在内在的拟交感活性
E. 药物之间在血管扩张作用以及膜稳定性

115. 下列选项中哪些药物与红霉素合用产生药理性拮抗作用(　　)
    A. 林可霉素　　　　　　　　B. 氯霉素
    C. 链霉素　　　　　　　　　D. 四环素
    E. 万古霉素

116. 属于溶栓药的有(　　)
    A. 重组链激酶　　　　　　　B. 尿激酶
    C. 瑞替普酶　　　　　　　　D. 纤维蛋白酶
    E. 替奈普酶

117. 缓解轻、中度急性哮喘症状的首选药为(　　)
    A. 福莫特罗　　　　　　　　B. 沙美特罗
    C. 丙卡特罗　　　　　　　　D. 沙丁胺醇
    E. 特布他林

118. 吡喹酮适用于(　　)
    A. 血吸虫病　　　　　　　　B. 华支睾吸虫病
    C. 肺吸虫病　　　　　　　　D. 弓形虫病
    E. 肠蛔虫病

119. 属于抗血小板药品有(　　)
    A. 氯吡格雷　　　　　　　　B. 双嘧达莫
    C. 替罗非班　　　　　　　　D. 华法林
    E. 阿司匹林

120. 氨基糖苷类抗菌药物对(　　)的抗菌作用较差。
    A. 淋病奈瑟菌　　　　　　　B. 脑膜炎奈瑟菌
    C. 产气荚膜梭菌　　　　　　D. 金黄色葡萄球菌
    E. 结核分枝杆菌

模拟试卷（一）参考答案及解析

一、最佳选择题

1.【试题答案】 B

【试题解析】本题考查要点是"抗痛风药别嘌呤"。别嘌呤必须在痛风性关节炎的急性炎症症状消失后（一般在发作后两周左右）方开始应用。因此，本题的正确答案为B。

2.【试题答案】 E

【试题解析】本题考查要点是"抗癫痫药的临床用药评价"。丙戊酸钠可增加脑内GABA的浓度，目前无证实对GABA-α受体产生任何直接影响，但对GABA-β受体的突触前作用可能增加GABA的释放。抑制神经末梢的GABA-T，也可能增加突触前GABA水平。此外，丙戊酸钠可能通过激活GAD而增加GABA的合成。因此，本题的正确答案为E。

3.【试题答案】　C

【试题解析】　本题考查要点是"氯霉素、甲砜霉素的适应证"。氯霉素的适应证：①伤寒和副伤寒。②严重沙门菌属感染合并败血症。③耐氨苄西林的 B 型流感嗜血杆菌脑膜炎或对青霉素过敏患者的肺炎链球菌、脑膜炎奈瑟菌脑膜炎，敏感的革兰阴性杆菌脑膜炎。④需氧菌和厌氧菌混合感染的脑脓肿。⑤严重厌氧菌（如脆弱拟杆菌）所致感染，累及中枢神经系统者，与氨基糖苷类抗生素或其他抗需氧菌药合用治疗腹腔感染和盆腔感染，以控制需氧菌和厌氧菌感染。⑥立克次体感染：氯霉素可用于 Q 热、洛矶山斑点热、地方性斑疹伤寒等。因此，本题的正确答案为 C。

4.【试题答案】　A

【试题解析】　本题考查要点是"法莫替丁的临床应用注意"。严重肾功能不全者禁用法莫替丁。因此，本题的正确答案为 A。

5.【试题答案】　A

【试题解析】　本题考查要点是"苯二氮䓬类药物的分类"。通常用于治疗失眠的苯二氮䓬类药物包括三唑仑、艾司唑仑、劳拉西泮、替马西泮、氟西泮和夸西泮。这些药物之间的主要区别是作用持续时间。三唑仑是短效药，艾司唑仑、劳拉西泮和替马西泮是中效药，氟西泮和夸西泮是长效药。因此，本题的正确答案为 A。

6.【试题答案】　C

【试题解析】　本题考查要点是"苯二氮䓬类的宿醉现象"。老年患者对苯二氮䓬类药物较敏感，静脉注射更易出现呼吸抑制、低血压、心动过缓甚至心跳停止。用药后可致人体的平衡功能失调，尤其是老年人对作用于中枢系统疾病的药物反应较为敏感，服用本类药后可产生过度镇静、肌肉松弛作用，觉醒后可发生震颤、思维迟缓、运动障碍、认知功能障碍、步履蹒跚、肌无力等"宿醉"现象，极易跌倒和受伤。因此，本题的正确答案为 C。

7.【试题答案】　E

【试题解析】　本题考查要点是"抗蛔虫药"。哌嗪用于肠蛔虫病、蛔虫所致的不全性肠梗阻和胆道蛔虫症绞痛的缓解期，也可用于蛲虫感染。噻嘧啶用于蛔虫、钩虫、蛲虫或混合感染。阿苯达唑用于蛔虫病、蛲虫病、钩虫病。甲苯咪唑用于治疗蛲虫、蛔虫、鞭虫、十二指肠钩虫、粪类圆线虫和绦虫单独感染及混合感染。吡喹酮适用于各种血吸虫病、华支睾吸虫病、肺吸虫病、姜片虫病及绦虫病和囊虫病。因此，本题的正确答案为 E。

8.【试题答案】　A

【试题解析】　本题考查要点是"脑功能改善及抗记忆障碍药"。脑功能改善及抗记忆障碍药包括：酰胺类中枢兴奋药、乙酰胆碱酯酶抑制剂和其他类。其中酰胺类中枢兴奋药可作用于大脑皮质，激活、保护和修复神经细胞，促进大脑对磷脂和氨基酸的利用，增加大脑蛋白合成，改善各种类型的脑缺氧和脑损伤，提高记忆和学习能力。同时本类药物可促进突触前膜对胆碱的再吸收，影响胆碱能神经元兴奋传递，促进乙酰胆碱合成。代表药有：吡拉西坦、茴拉西坦、奥拉西坦。因此，本题的正确答案为 A。

9.【试题答案】 C

【试题解析】 本题考查要点是"药品的不良反应"。米氮平的不良反应常见体重增加、困倦；严重不良反应有急性骨髓功能抑制；少见体位性低血压、震颤、肌痉挛、肝脏氨基转移酶 AST 及 ALT 升高、皮疹等。因此，本题的正确答案为 C。

10.【试题答案】 D

【试题解析】 本题考查要点是"鱼精蛋白的作用"。鱼精蛋白能中和肝素的作用。当临床情况（如出血）需要逆转肝素化时，可通过缓慢输注硫酸鱼精蛋白（1% 溶液）中和肝素钠。1mg 硫酸鱼精蛋白可中和约 100U 肝素。随着肝素的代谢，所需的鱼精蛋白量会随着时间减少。鱼精蛋白也能部分中和 LMWHs，但解救 LMWHs 的效果不如解救普通肝素过量有效。因此，本题的正确答案为 D。

11.【试题答案】 A

【试题解析】 本题考查要点是"曲妥珠单抗适应证"。曲妥珠单抗主要用于人表皮生长因子受体-2 过度表达的转移性乳腺癌，联合紫杉烷类药治疗未接受过化疗的转移性乳腺癌。因此，本题的正确答案为 A。

12.【试题答案】 A

【试题解析】 本题考查要点是"肾上腺糖皮质激素的作用特点"。糖皮质激素一般剂量长期疗法：用于结缔组织病、肾病综合征、顽固性支气管哮喘、中心视网膜炎、各种恶性淋巴瘤、淋巴细胞性白血病等。一般开始用泼尼松 10~20mg 或等效的其他糖皮质激素，一日 3 次。产生疗效后，逐渐减至最小维持量，持续数月。对于已用糖皮质激素控制的某些慢性病，可改用隔日给药，即把 48 小时用量，在早晨 8 时一次服用，这样对下丘脑、垂体、肾上腺皮质抑制较轻，不良反应较少。因此，本题的正确答案为 A。

13.【试题答案】 C

【试题解析】 本题考查要点是"雌激素类作用特点"。雌激素可通过皮肤、黏膜、皮下、肌肉等各种途径吸收。雌二醇口服后从胃肠道迅速吸收，由于在肝脏中被破坏而失活，口服效价很低。微粒化雌二醇可口服，但生物利用度很低（仅 2%）。炔雌醇和非甾体雌激素如己烯雌酚在肝脏中代谢较慢，故口服有效。雌激素经酯化后在注射局部吸收缓慢，作用时间较长，在肝脏代谢后，从尿中排出。因此，本题的正确答案为 C。

14.【试题答案】 E

【试题解析】 本题考查要点是"法莫替丁的适应证"。法莫替丁适用于因消化性溃疡、急性应激性溃疡、出血性胃炎引起的上消化道出血；卓-艾综合征；预防应激性溃疡的上消化道出血以及麻醉前给药预防吸入性肺炎。因此，本题的正确答案为 E。

15.【试题答案】 D

【试题解析】 本题考查要点是"主要由肝脏代谢的药物种类"。洋地黄毒苷的起效时间为 1~4 小时，达峰时间为 8~14 小时，半衰期为 7 天以上。本品主要经肝脏代谢，受肾功能影响小，可用于肾功能不全患者。体内消除缓慢，有蓄积性。5 种强心苷类药物的药动学参数显示：地高辛通过肾，少量肝消除；洋地黄毒苷通过肝，少量肾消除；毛花苷丙通过肾消除；去乙酰毛花苷通过肾消除；毒毛花苷K通过肾消除。因此，本题的正确答案为D。

16.【试题答案】 E

【试题解析】本题考查要点是"H_2受体阻断剂的药理作用与作用机制"。H_2受体阻断剂能竞争性地阻断组胺与胃壁细胞上的H_2受体结合，抑制基础胃酸分泌及由组胺和食物刺激后引起的胃酸分泌，降低胃蛋白酶的活性，还能抑制胃蛋白酶的分泌。因此，本题的正确答案为E。

17.【试题答案】 B

【试题解析】本题考查要点是"噻替哌的适应证"。噻替哌主要用于乳腺癌、卵巢癌、癌性体腔积液的腔内注射、膀胱癌的局部灌注、胃肠道肿瘤。因此，本题的正确答案为B。

18.【试题答案】 D

【试题解析】本题考查要点是"地高辛的转运蛋白"。地高辛与胺碘酮合用血清地高辛浓度增加70%~100%。地高辛是P糖蛋白（P-gp）的底物，P-gp作为地高辛的转运蛋白，将地高辛转运到细胞外；地高辛的肾脏排泄也是由该蛋白介导。因此，本题的正确答案为D。

19.【试题答案】 B

【试题解析】本题考查要点是"多烯磷脂酰胆碱药理作用与机制"。必需磷脂类作为细胞膜的重要组分，特异性地与肝细胞膜结合，促进肝细胞膜再生，协调磷脂和细胞膜功能，降低脂肪浸润，增强细胞膜的防御能力，起到稳定、保护、修复细胞膜的作用。因此，本题的正确答案为B。

20.【试题答案】 B

【试题解析】本题考查要点是"左炔诺孕酮的不良反应"。左炔诺孕酮的不良反应偶见轻度恶心、呕吐，一般不需处理。曼月乐放置后，大多数女性的月经模式会发生改变，出血时间延长或不规则出血，月经稀发。硅胶棒主要表现为月经紊乱（月经过频、经期延长、月经稀发、闭经或点滴出血等），类早孕反应（恶心、头晕、乏力、嗜睡等），乳房胀痛，偶见体重增加、血压上升、痤疮、精神抑郁或性欲改变等，个别埋植局部会发生感染。因此，本题的正确答案为B。

21.【试题答案】 A

【试题解析】本题考查要点是"非甾体抗炎药（NSAIDs）的典型不良反应"。NSAID的典型不良反应以胃肠道不良反应最为常见，当NSAID在抗炎镇痛（即抑制COX-2）所需剂量大于抑制COX-1时，则出现严重的胃肠道不良反应。因此，本题的正确答案为A。

22.【试题答案】 A

【试题解析】本题考查要点是"解热、镇痛、抗炎药（非甾体抗炎药）分类"。解热、镇痛、抗炎药（非甾体抗炎药）可分为非选择性COX抑制剂和COX-2抑制剂。非选择性COX抑制剂包括水杨酸类：阿司匹林、贝诺酯、赖氨匹林；乙酰苯胺类：对乙酰氨基酚；芳基乙酸类：吲哚美辛、双氯芬酸；芳基丙酸类：布洛芬、萘普生；1,2-苯并噻嗪类：吡罗昔康、美洛昔康；吡唑酮类：保泰松；非酸性类：尼美舒利、萘丁美酮。COX-2抑制剂包括塞来昔布、依托考昔。因此，本题的正确答案为A。

23.【试题答案】 E

【试题解析】本题考查要点是"麻醉性镇痛药的分类"。麻醉性镇痛药依来源可分为三类：①阿片生物碱：代表药吗啡、可待因和罂粟碱。②半合成吗啡样镇痛药：如双氢可待因、丁丙诺啡、氢吗啡酮和羟吗啡酮等。③合成阿片类镇痛药：依据化学结构不同可分为四类：苯哌啶类，如芬太尼、舒芬太尼和阿芬太尼等；二苯甲烷类，如美沙酮、右丙氧芬；吗啡烷类，如左啡诺、布托啡诺；苯并吗啡烷类，如喷他佐辛、非那佐辛。因此，本题的正确答案为E。

24.【试题答案】 B

【试题解析】本题考查要点是"抗肠蠕虫药"。驱绦虫药氯硝柳胺能抑制绦虫细胞内线粒体的氧化磷酸化过程，高浓度时可抑制虫体呼吸并阻断对葡萄糖的摄取，从而使之发生变质。本品对虫卵无杀灭作用。因此，本题的正确答案为B。

25.【试题答案】 B

【试题解析】本题考查要点是"口服降糖药的作用机制及分类"。国内上市的α-葡萄糖苷酶抑制剂有阿卡波糖、伏格列波糖和米格列醇。α-葡萄糖苷酶抑制剂可在小肠上部通过竞争性抑制双糖类水解酶α-葡萄糖苷酶的活性而减慢淀粉等多糖分解为双糖（如蔗糖）和单糖（如葡萄糖），延缓单糖的吸收，降低餐后血糖峰值。适用于以碳水化合物为主要食物成分和餐后血糖升高的患者。因此，本题的正确答案为B。

26.【试题答案】 E

【试题解析】本题考查要点是"强心苷类药动学"。毒毛花苷K属于速效强心苷，口服不易吸收，主要采用静脉给药，起效时间（10~15分钟）和作用持续时间（2~3小时）均比去乙酰毛花苷更快，排泄也快。该药在体内不被代谢，以原型药物经肾脏排出，蓄积性低，为速效、短效型强心苷。因此，本题的正确答案为E。

27.【试题答案】 C

【试题解析】本题考查要点是"枸橼酸铋钾的不良反应"。枸橼酸铋钾可见恶心、呕吐、便秘及腹泻，偶尔有轻度过敏反应。服药期间，口中可能带有氨味并可使舌苔及大便呈灰黑色。因此，本题的正确答案为C。

28.【试题答案】 A

【试题解析】本题考查要点是"治疗良性前列腺增生症用药"。5α-还原酶抑制剂不会导致直立性低血压，$α_1$受体阻断剂可导致，选项A错误。雄激素需在5α-还原酶的作用下转化为双氢睾酮（DHT）才能发挥雄激素对前列腺的刺激增生作用，选项B正确。5α-还原酶抑制剂可降低PSA水平，对前列腺体积较大和（或）血清PSA水平较高的患者治疗效果更好，选项C正确。非那雄胺能够促进头发生长，临床上用于治疗男性雄激素性脱发，能促进头发生长并防止继续脱发，选项D正确。5α-还原酶抑制剂的起效时间相对较慢，一般需要用药治疗6~12个月才能获得最大疗效，选项E正确。因此，本题的正确答案为A。

29.【试题答案】 C

【试题解析】本题考查要点是"钙通道阻滞剂的分类"。选择性的钙通道阻滞剂（CCB）可进一步分为二氢吡啶类CCB和非二氢吡啶类CCB。其中属于二氢吡啶类CCB药物的有硝苯地平、氨氯地平、非洛地平、拉西地平、尼卡地平、尼群地平、西尼地平、马尼地平、贝尼地平；属非二氢吡啶类的药物是地尔硫䓬和维拉帕米。因此，本题的正确答案为C。

30. 【试题答案】 C

【试题解析】本题考查要点是"抗疟药的作用特点"。伯氨喹可杀灭间日疟、三日疟、恶性疟和卵形疟组织期的虫株，尤以间日疟为著，也可杀灭各种疟原虫的配子体，对恶性疟的作用尤强，对红内期虫体的作用很弱，因此不能控制疟疾症状的发作，临床作为控制复发和阻止疟疾传播的首选药。乙胺嘧啶对原发性红细胞外期疟原虫有抑制作用，较好的病因性预防药。因此，本题的正确答案为C。

31. 【试题答案】 C

【试题解析】本题考查要点是"抗血小板药双嘧达莫"。双嘧达莫通过抑制血小板、上皮细胞和红细胞摄取周围腺苷，局部腺苷浓度增高后，刺激血小板的腺苷酸环化酶，使血小板内环磷酸腺苷（cAMP）增多，血小板聚集受到抑制。目前，双嘧达莫常用于肾病综合征的抗凝治疗。因此，本题的正确答案为C。

32. 【试题答案】 C

【试题解析】本题考查要点是"止泻药"。抗酸药、抗菌药与活菌制剂合用可减弱其疗效，避免同服。双歧杆菌三联活菌口服，1日2次，1次胶囊2~4粒（或散剂2g），重症加倍，饭后半小时温水服用。儿童用药酌减，婴幼儿服用时可将胶囊内药粉用温开水或温牛奶冲服。双歧杆菌三联活菌需要冷藏（2~8℃）。因此，本题的正确答案为C。

33. 【试题答案】 C

【试题解析】本题考查要点是"主要用于控制疟疾症状的抗疟药"。当奎宁或氯喹日剂量超过1g时，可致"金鸡纳"反应。因此，本题的正确答案为C。

34. 【试题答案】 D

【试题解析】本题考查要点是"肝药酶诱导剂"。巴比妥类、苯妥英钠能诱导肝药酶，口服避孕药因可增加血液凝集性，可能削弱VKA的作用。因此，本题的正确答案为D。

35. 【试题答案】 D

【试题解析】本题考查要点是"肾上腺糖皮质激素类药物"。可的松和泼尼松为前药，需在肝内分别转化为氢化可的松和泼尼松龙而生效，故严重肝功能不全者宜选择氢化可的松或泼尼松龙。因此，本题的正确答案为D。

36. 【试题答案】 A

【试题解析】本题考查要点是"袢利尿药"。袢利尿药主要作用于肾小管髓袢升支粗段的髓质和皮质，抑制Na^+和Cl^-的重吸收，是目前使用的最强的一类利尿药物，在临床应用的剂量范围内其利尿作用与剂量呈正相关性。因此，本题的正确答案为A。

37. 【试题答案】 A

【试题解析】本题考查要点是"抗痛风药的分类"。抗痛风药分为抑制粒细胞浸润炎症反应药、促进尿酸排泄药、抑制尿酸生成药、碱化尿液药。其中促进尿酸生成药包括别嘌醇、非布司他。因此，本题的正确答案为A。

38. 【试题答案】 B

【试题解析】本题考查要点是"抗痛风药的禁忌证"。抗痛风药的禁忌证包括：①妊娠及哺乳期妇女、过敏者禁用。②骨髓增生低下及肝肾功能中重度不全者禁用秋水仙碱。③肾功能不全者，伴有肿瘤的高尿酸血症者，使用细胞毒的抗肿瘤药、放射治疗患者及2岁以下儿童禁用丙磺舒。④痛风性关节炎急性发作期，有中、重度肾功能不全或肾结石者禁用苯溴马隆。因此，本题的正确答案为B。

39. 【试题答案】 B

【试题解析】本题考查要点是"镇咳药的作用特点"。苯丙哌林镇咳作用较强，为可待因的2～4倍。无麻醉作用，不抑制呼吸，不引起胆道和十二指肠痉挛，不引起便秘，无成瘾性，未发现耐受性。口服易吸收，服药后15～20分钟起效，镇咳作用维持4～7小时。因此，本题的正确答案为B。

40. 【试题答案】 E

【试题解析】本题考查要点是"镇咳药"。苯丙哌林、依普拉酮兼有中枢性和外周性两种镇咳作用，其他选项均为中枢性镇咳药。因此，本题的正确答案为E。

二、配伍选择题

41～43. 【试题答案】 E、A、C

【试题解析】本组题考查要点是"利尿药"。螺内酯可导致男性乳房女性化，螺内酯与雄激素受体的亲和力高，抑制作用强，因此会对男性用药者产生不良反应（如男性乳房发育、性欲减退等）；高效利尿剂中布美他尼耳毒性低，而依他尼酸更容易引起耳毒性。

44～46. 【试题答案】 E、B、C

【试题解析】本组题考查要点是"头孢菌素类抗菌药物"。第一代头孢菌素：头孢唑林、头孢拉定、头孢硫脒、头孢噻吩、头孢氨苄、头孢羟氨苄；第二代头孢菌素：头孢呋辛、头孢孟多、头孢替安、头孢丙烯、头孢克洛；第三代头孢菌素：头孢曲松、头孢噻肟、头孢地尼、头孢克肟、头孢他啶、头孢唑肟、头孢哌酮、头孢甲肟、头孢匹胺、头孢泊肟、头孢他美；第四代头孢菌素：头孢吡肟、头孢匹罗。

47～49. 【试题答案】 B、B、D

【试题解析】本组题考查要点是"解热、镇痛、抗炎药"。选择性COX-2抑制剂：塞来昔布、依托考昔；重度肝损伤者、有心肌梗死病史或脑卒中病史者禁用塞来昔布；对磺胺类药过敏者禁用塞来昔布。对乙酰氨基酚（解热、镇痛首选）几乎无抗炎抗风湿作用。

50～51. 【试题答案】 D、C

【试题解析】本组题考查要点是"治疗酸相关疾病药物"。铝碳酸镁用法用量：口服（嚼服），成人1次0.5～1g，1日3次，餐后1～2小时、睡前或胃部不适时服用；治疗胃和十二指肠溃疡时，1次1g，1日4次。多数PPI（奥美拉唑、雷贝拉唑、泮托拉唑、艾司奥美拉唑）主要经肝脏细胞色素P450酶系CYP2C19代谢，也有例外，如兰索拉唑主要代谢酶是CYP3A4。

52~55.【试题答案】 D、A、E、C

【试题解析】 本组题考查要点是"镇静催眠药的作用特点"。苯二氮䓬类药的血浆蛋白结合率较高，在体内主要经肾脏排泄。此类药物中，半衰期长的有苯二氮䓬类药物如地西泮、氟西泮等，半衰期中等或短的有氯硝西泮、劳拉西泮、阿普唑仑等。γ-氨基丁酸a（GABAa）受体激动剂，如含有咪唑并吡啶结构的唑吡坦，仅具有镇静催眠作用，而无抗焦虑、肌肉松弛和抗惊厥等作用。巴比妥类药物口服后容易从胃肠道吸收，其钠盐的水溶液经肌内注射也易被吸收。吸收后分布至全身组织，其中脑和肝脏内浓度较高。药物进入脑组织的快慢取决于药物的脂溶性，脂溶性高的药物出现中枢抑制作用快，如异戊巴比妥；脂溶性低的药物出现中枢抑制作用慢，如苯巴比妥。巴比妥类药物在体内主要经由肝脏转化和肾脏排出。

56~60.【试题答案】 A、D、B、E、C

【试题解析】 本组题考查要点是"肾素-血管紧张素系统抑制药的相互作用"。①与其他抑制血管紧张素Ⅱ及其作用的药物一样，本品与保钾利尿剂、钾盐或含高钾的低盐替代品可加重ACEI引起的高钾血症，故应避免联合。但ACEI与螺内酯合用对严重心力衰竭治疗有益，但需临床紧密监测。②与其他影响锂排泄的药物一样，锂的排泄可能会减少。因此如果锂盐和血管紧张素Ⅱ受体阻断剂合用，应仔细监测血清锂盐水平。③不推荐ACEI类和ARB类药物联合应用，可能导致进一步的肾功能损害，包括可能发生急性肾功能衰竭。两药合用弊大于利。

61~64.【试题答案】 A、B、C、D

【试题解析】 本组题考查要点是"抗菌药物"。青霉素类用药后可发生严重的过敏反应，如过敏性休克（Ⅰ型变态反应）。新生儿、哺乳期、妊娠期（尤其妊娠后期）禁用氯霉素，可透过血-胎盘屏障，发生灰婴综合征。四环素类与钙离子形成的螯合物在体内呈黄色，沉积于牙齿和骨中，造成牙齿黄染，并影响胎儿、新生儿和婴幼儿骨骼的正常发育。应用多西环素时可能发生耐药菌的过度繁殖。

65~67.【试题答案】 A、B、C

【试题解析】 本组题考查要点是"胃肠动力药药理作用与作用机制"。甲氧氯普胺兼有中枢和外周多巴胺D_2受体抑制作用，能抑制中枢催吐化学感受区的多巴胺受体，提高该感受区的阈值，具有较强的中枢性镇吐作用，同时有胃肠道兴奋作用，可促进胃肠蠕动，此外还能刺激泌乳素的释放。多潘立酮是外周性多巴胺受体阻断剂，直接阻断胃肠道多巴胺D_2受体及血-脑屏障外的化学感受器触发区的多巴胺受体，促进胃肠蠕动，使张力恢复正常，促进胃排空，增加胃窦和十二指肠运动，协调幽门的收缩，同时抑制恶心、呕吐，并有效地防止胆汁反流，通常也能增强食管的蠕动和食管下端括约肌的张力，但对小肠和结肠平滑肌无明显作用。莫沙必利为选择性$5-HT_4$受体激动剂，通过兴奋胃肠道胆碱能中间神经元及肌间神经丛的$5-HT_4$受体，促进乙酰胆碱的释放，从而增强上消化道（胃和小肠）运动。

68~70.【试题答案】 D、A、C

【试题解析】 本组题考查要点是"止吐药的分类"。止吐药可按作用位点进行分类，但需要强调，一些药物可作用于多种受体。按作用位点分类可包括抗胆碱能药物（东莨菪碱），抗组胺药（氯丙嗪、苯海拉明），多巴胺受体阻断剂（甲氧氯普胺、氯丙嗪、氟哌啶醇和氟哌利多），5－羟色胺受体3（5－HT_3）拮抗剂（昂丹司琼、格拉司琼、托烷司琼、帕洛诺司琼、雷莫司琼、阿扎司琼），神经激肽（NK－1）受体阻断剂（阿瑞匹坦），糖皮质激素（地塞米松），苯二氮䓬类（拉西泮、阿普唑仑），以及精神疾病药物（奥氮平）。

71~74.【试题答案】 B、C、E、D

【试题解析】本组题考查要点是"麻醉性镇痛药的来源分类"。麻醉性镇痛药依来源可分为三类：①阿片生物碱：代表药吗啡、可待因。②半合成吗啡样镇痛药：如双氢可待因、丁丙诺啡、氢吗啡酮和羟吗啡酮等。③合成阿片类镇痛药：依据化学结构不同可分为四类：苯哌啶类，如芬太尼、舒芬太尼和阿芬太尼等；二苯甲烷类，如美沙酮、右丙氧芬；吗啡烷类，如左啡诺、布托啡诺；苯并吗啡烷类，如喷他佐辛、非那佐辛。选项A的"丁丙诺啡"属于半合成吗啡样镇痛药。

75~76.【试题答案】 E、C

【试题解析】本组题考查要点是"抗痛风药和抗肿瘤药"。别嘌醇与抗凝血药如双香豆素等同用时，抗凝血药的效应可加强，应注意调整剂量。与硫唑嘌呤或巯嘌呤同用时，后者的用量一般要减少1/4~1/3。长春新碱典型的不良反应有骨髓抑制、消化道反应、神经毒性（四肢麻木、腱反射消失）和血栓性静脉炎。

77~78.【试题答案】 C、B

【试题解析】本组题考查要点是"抗菌药物的不良反应"。喹诺酮类抗菌药物不良反应有肌肉痛、跟腱炎症和跟腱断裂；血糖紊乱；中枢和精神系统不良反应；心脏毒性（Q－T间期延长和尖端扭转性室性心律失常等）。应用磺胺药期间应多饮水，保持正常尿量，以防结晶尿和结石的发生，必要时亦可服碱化尿液的药物。

79~83.【试题答案】 B、C、D、A、E

【试题解析】本组题考查要点是"抗寄生虫药"。伯氨喹可杀灭间日疟、三日疟、恶性疟和卵形疟组织期的虫株，尤以间日疟为著，也可杀灭各种疟原虫的配子体，对恶性疟的作用尤强，对红内期虫体的作用很弱，因此不能控制疟疾症状的发作，临床作为控制复发和阻止疟疾传播的首选药。青蒿素、双氢青蒿素、蒿甲醚对疟原虫红内期有强大且快速的杀灭作用，能迅速控制临床发作及症状。奎宁对红外期无效，长疗程可根治恶性疟，但对恶性疟的配子体亦无直接作用，故不能中断传播。甲硝唑、替硝唑有抗滴虫和抗阿米巴原虫作用，也广泛地应用于抗厌氧菌感染。磺胺多辛可与乙胺嘧啶联合，用于预防和治疗耐氯喹的脑型疟疾（恶性疟疾）。

84~86.【试题答案】 E、C、D

【试题解析】本组题考查要点是"泻药和便秘治疗药药理作用与作用机制"。刺激性泻药包括比沙可啶、酚酞、蒽醌类药物（如大黄、番泻叶及麻仁丸等中药）和蓖麻油等。渗透性泻药包括聚乙二醇、乳果糖、盐类泻药（如硫酸镁等）。容积性泻药常用药物包括欧车前、聚卡波非钙和麦麸等。伊托必利为促动力药，甘油为润滑性泻药。

87~90.【试题答案】 C、B、A、D

【试题解析】本组题考查要点是"抗出血药分类及常用药品"。①维生素K类：维生素

K_1、维生素 K_4、甲萘氢醌、亚硫酸氢钠甲萘醌。②凝血因子：人凝血酶原复合物、人纤维蛋白原、人凝血因子Ⅷ、重组人凝血因子Ⅷ、重组人凝血因子Ⅸ。③蛇毒血凝酶。④抗纤维蛋白溶解药：氨基己酸、氨甲环酸。⑤促血小板生成药：重组人血小板生成素、艾曲泊帕乙醇胺。⑥毛细血管止血药：卡络磺钠、酚磺乙胺。⑦血管硬化剂：聚桂醇。

91~93.【试题答案】　E、D、C

【试题解析】本组题考查要点是"降血糖药物"。赖脯胰岛素为速效胰岛素制剂，皮下给药，起效时间10~15分钟，峰值时间1.0~1.5小时，作用持续时间4~5小时，餐前10~15分钟给药。精蛋白生物合成人胰岛素（预混30R）的组成为30%短效胰岛素加70%低精蛋白锌胰岛素。长效胰岛素类似物有甘精胰岛素、地特胰岛素、德谷胰岛素。

94~96.【试题答案】　A、C、D

【试题解析】本组题考查要点是"头孢菌素类抗菌药物的作用特点"。①第一代头孢菌素：对革兰阳性菌包括耐青霉素金黄色葡萄球菌的抗菌作用较第二代略强，显著超过第三代，对革兰阴性杆菌较第二、三代弱；虽对青霉素酶稳定，但对各种β-内酰胺酶稳定性远较第二、三代差，可为革兰阴性菌产生的β-内酰胺酶所破坏；对肾脏有一定的毒性，与氨基糖苷类抗菌药物或强利尿剂合用毒性增加；临床适用于轻中度感染和围手术期的预防性使用。②第二代头孢菌素：对革兰阳性菌的抗菌活性较第一代略差或相仿，对革兰阴性菌的抗菌活性较第一代强，较第三代弱。对多数肠杆菌有相当活性，对厌氧菌有一定作用，但对铜绿假单胞菌无效；对多种β-内酰胺酶较稳定；对肾脏毒性较第一代小；临床可用于革兰阴性和阳性敏感细菌的各种感染和围手术期的预防性使用。③第三代头孢菌素：对革兰阳性菌虽有一定的抗菌活性，但较第一、二代弱，对革兰阴性菌包括肠杆菌、铜绿假单胞菌及厌氧菌如脆弱拟杆菌均有较强的抗菌作用，对流感杆菌、淋球菌具有良好的抗菌活性；对β-内酰胺酶高度稳定；对肾脏基本无毒性；适用于严重革兰阴性及敏感阳性菌的感染、病原未明感染的经验性治疗及院内感染。④第四代头孢菌素：对革兰阳性菌、革兰阴性菌、厌氧菌显示广谱抗菌活性，与第三代相比，增强了抗革兰阳性菌活性，特别是对链球菌、肺炎球菌有很强的活性，抗铜绿假单胞菌、肠杆菌属的作用增强；对β-内酰胺酶稳定；无肾脏毒性；用于敏感菌引起的菌血症、肺炎、皮肤和软组织感染及尿路感染。

97~98.【试题答案】　D、E

【试题解析】本组题考查要点是"降眼压药的分类"。降眼压药可分为拟胆碱药：毛果芸香碱；β受体阻断剂：噻吗洛尔、倍他洛尔、卡替洛尔、左布诺洛尔、美替洛尔；$α_2$ 受体激动剂：溴莫尼定、安普乐定；碳酸酐酶抑制剂：布林佐胺、醋甲唑胺；前列腺素衍生物：拉坦前列素、曲伏前列素、贝美前列素、他氟前列素；复方制剂：拉坦噻吗、曲伏噻吗、贝美素噻吗洛尔、布林佐胺噻吗洛尔。

99~100.【试题答案】　A、E

【试题解析】本组题考查要点是"平喘药第一亚类 $β_2$ 受体激动剂的药理作用与临床评价"。长效 $β_2$ 受体激动剂有福莫特罗、沙美特罗及丙卡特罗，平喘作用维持时间10~12小时。异丙托溴铵具有强效抗胆碱（M受体）作用，对支气管平滑肌有较高的选择性，对呼吸道腺体和心血管系统的作用不明显，对心血管的副作用小，喷吸后无刺激性咳嗽，对平喘、气憋的效果较为明显。

三、综合分析选择题

101.【试题答案】　A

【试题解析】本题考查要点是"抗痛风药的作用特点"。痛风急性期应控制关节炎症和发作，抑制粒细胞浸润和白细胞趋化，减少细胞坏死，缓解疼痛发作，应首选秋水仙碱。秋水仙碱用于痛风的急性期、痛风关节炎急性发作和预防。因此，本题的正确答案为A。

102.【试题答案】　E

【试题解析】本题考查要点是"抗酸药——碳酸氢钠"。痛风早、中期以选择排酸药为主，中、晚期以选择抑酸药或促尿酸分解药为主。碳酸氢钠口服具有调节体内酸碱平衡和碱化尿液的作用，目前口服碳酸氢钠更多作为碱化尿液使用，较少用作抗酸药。服用碳酸氢钠期间宜多饮水，使尿液呈碱性以利于排酸。因此，本题的正确答案为E。

103.【试题答案】　C

【试题解析】本题考查要点是"别嘌醇的典型不良反应"。别嘌醇典型的不良反应有剥脱性皮炎、血小板计数减少、少尿、尿频、间质性肾炎。常见皮疹、过敏、剥脱性皮炎或紫癜性病变、多形性红斑等，偶见脱发，长期服用可出现黄嘌呤肾病和结石。因此，本题的正确答案为C。

104.【试题答案】　B

【试题解析】本题考查要点是"别嘌醇临床应用注意"。别嘌醇必须在痛风性关节炎的急性炎症症状消失后（一般在发作后两周左右）方开始应用。因此，本题的正确答案为B。

105.【试题答案】　C

【试题解析】本题考查要点是"口服降糖药二甲双胍"。二甲双胍避免与含碘造影剂、甲氧氯普胺、罗非昔布合用。不良反应常见腹泻、腹痛、食欲减退、厌食、胃胀、乏力、口苦、金属味、腹部不适；少见味觉异常、大便异常、低血糖反应，少见胸部不适、类流感样症状、心悸、体重减轻等。由于双胍类药增强糖的无氧酵解，抑制肝糖原生成，极罕见乳酸性血症。二甲双胍本身对肾脏没有损害，肝、肾功能正常者长期应用并不增加乳酸酸中毒风险。用药期间应定期检查空腹血糖、尿糖、尿酮体及肝、肾功能。单独接受二甲双胍治疗的患者在正常情况下不会产生低血糖，但与其他降糖药联合使用、饮酒等情况下会出现低血糖。因此，本题的正确答案为C。

106.【试题答案】　B

【试题解析】本题考查要点是"阿卡波糖的用法"。口服：用餐前即刻整片吞服或与前几口食物一起咀嚼服用，剂量因人而异。一般推荐剂量：起始剂量为1次50mg，1日3次。因此，本题的正确答案为B。

107.【试题答案】　E

【试题解析】本题考查要点是"二甲双胍临床应用注意"。二甲双胍用药前后及用药时应注意：①用药期间应定期检查空腹血糖、尿糖、尿酮体及肝、肾功能。②对有维生素B_{12}

摄入或吸收不足倾向的患者，应每2~3年监测1次血清维生素B_{12}水平。因此，本题的正确答案为E。

108.【试题答案】　E

【试题解析】　本题考查要点是"莫沙必利的药理作用与作用机制"。莫沙必利为选择性$5-HT_4$受体激动剂，通过兴奋胃肠道胆碱能中间神经元及肌间神经丛的$5-HT_4$受体，促进乙酰胆碱的释放，从而增强上消化道（胃和小肠）运动。因此，本题的正确答案为E。

109.【试题答案】　E

【试题解析】　本题考查要点是"莫沙必利的不良反应"。莫沙必利常见不良反应有腹泻、腹痛、稀便、口干、酸性粒细胞增多、三酰甘油升高。因此，本题的正确答案为E。

110.【试题答案】　E

【试题解析】　本题考查要点是"胃肠动力药"。常用促胃肠动力药大多以多巴胺受体或5羟色胺受体4（$5-HT_4$）为作用靶点。多巴胺受体阻断剂包括多巴胺D_2受体阻断剂甲氧氯普胺、外周性多巴胺D_2受体阻断剂多潘立酮及既可阻断多巴胺D_2受体活性又能抑制乙酰胆碱酯酶活性的伊托必利。$5-HT_4$受体激动剂包括莫沙必利、普芦卡必利（国内未上市，便秘治疗药）和因有风险已经撤市的西沙必利（可致Q-Tc间期延长）、替加色罗（可增加心血管缺血事件，于2018年10月国内停止销售）。因此，本题的正确答案为E。

四、多项选择题

111.【试题答案】　ABCDE

【试题解析】　本题考查要点是"$α_1$受体阻断药"。$α_1$受体阻滞剂适用于需要尽快解决急性症状的患者；会导致直立性低血压、首剂低血压现象；应采取睡前卧位给药。$5α-$还原酶抑制剂起效慢（一般需要用药治疗6~12个月才能获得最大疗效）；能缩小前列腺体积，能降低PSA（前列腺癌的标志物）水平约50%；会引起性功能障碍，妊娠期女性应禁止触摸非那雄胺碎片。因此，本题的正确答案为ABCDE。

112.【试题答案】　ABCE

【试题解析】　本题考查要点是"质子泵抑制剂"。PPI经肝脏细胞色素P450酶代谢，对质子泵的抑制作用是不可逆的，单次抑酸作用时间可维持12小时以上。PPI遇酸会快速分解，口服必须采用肠溶剂型，普通肠溶剂型服用时不能咬碎或掰开；PPI注射剂型都是粉针剂，也都在辅料中添加了氢氧化钠，确保稀释后的溶液pH在9~10之间，才能保证PPI不降解和变色。因此，本题的正确答案为ABCE。

113.【试题答案】　ACD

【试题解析】　本题考查要点是"大环内酯类抗菌药物"。大环内酯类抗菌药物在低浓度时为抑菌剂，高浓度时可有杀菌作用，其对产$β-$内酰胺酶的葡萄球菌和耐甲氧西林金黄色葡萄球菌也有一定抗菌活性。大环内酯类药属于时间依赖型。大环内酯类药物广泛分布于除脑组织和脑脊液外的各种组织和体液中，在肝、肾、肺、脾、胆汁中的药物浓度可高于同期血浆药物浓度。因此，本题的正确答案为ACD。

114. 【试题答案】 AB

【试题解析】本题考查要点是"β受体阻断剂的药理作用"。β受体阻断剂可减慢窦性节律，减慢心房和房室结的传导，延长房室结的功能性不应期，因此可用于治疗心律失常。所有β受体阻断剂在治疗抗心律失常和心肌缺血上作用相同，但是药物之间在β受体选择性、内在的拟交感活性、血管扩张作用以及膜稳定性上存在差别。因此，本题的正确答案为AB。

115. 【试题答案】 AB

【试题解析】本题考查要点是"大环内酯类抗菌药物的药物相互作用"。红霉素属大环内酯类抗生素，大环内酯类抗生素通过抑制细菌蛋白质合成发挥抗菌作用。红霉素与氯霉素或林可霉素合用，因竞争药物的结合位点，产生拮抗作用。因此，本题的正确答案为AB。

116. 【试题答案】 ABCE

【试题解析】本题考查要点是"溶栓药（溶栓酶）"。溶栓药的分类：①非特异性纤溶酶原激活剂：尿激酶、重组链激酶。②人组织纤维蛋白溶酶原激活剂（t-PA）：市售的是阿替普酶，全称为重组人组织纤维蛋白溶酶原激活剂（rt-PA），是DNA重组技术生产的重组t-PA。③t-PA改构体或修饰体：是基于t-PA的结构设计新的分子结构，以期实现更好的靶向性和更长的半衰期，代表药物有瑞替普酶、替奈普酶、拉诺替普酶等。④其他：如国内上市的重组尿激酶原。因此，本题的正确答案为ABCE。

117. 【试题答案】 DE

【试题解析】本题考查要点是"$β_2$受体激动剂的临床用药评价"。常用的短效$β_2$受体激动剂有沙丁胺醇和特布他林，平喘作用维持时间4~6小时，是缓解轻、中度急性哮喘症状的首选药。所以，选项D、E符合题意。选项A、B、C均属于长效$β_2$受体激动剂，该激动剂的平喘作用维持时间10~12小时。因此，本题的正确答案为DE。

118. 【试题答案】 ABC

【试题解析】本题考查要点是"吡喹酮适应证"。吡喹酮适用于各种血吸虫病、华支睾吸虫病、肺吸虫病、姜片虫病以及绦虫病和囊虫病。因此，本题的正确答案为ABC。

119. 【试题答案】 ABCE

【试题解析】本题考查要点是"抗血小板药分类及常用药品"。①血栓素A_2（TXA_2）抑制剂，代表药物阿司匹林。②二磷酸腺苷（ADP）P2Y12受体阻断剂，细分为噻吩并吡啶类（噻氯匹定、氯吡格雷）和非噻吩并吡啶类（替格瑞洛）。③血小板糖蛋白（GP）Ⅱb/Ⅲa受体阻断剂，代表药物替罗非班、依替巴肽。④其他抗血小板药，如双嘧达莫、西洛他唑等。因此，本题的正确答案为ABCE。

120. 【试题答案】 ABC

【试题解析】本题考查要点是"氨基糖苷类抗菌药物的药理作用"。氨基糖苷类抗菌药物对多种需氧的革兰阴性杆菌具有很强抗菌作用，对革兰阴性球菌如淋病奈瑟菌、脑膜炎奈瑟菌的作用较差，对多数革兰阳性菌作用较差，但对金黄色葡萄球菌有较好抗菌作用。氨基糖苷类药对各种厌氧菌无效。本类中链霉素对大多数革兰阳性菌作用较差，但对结核分枝杆菌作用较强。因此，本题的正确答案为ABC。

药学专业知识（二）

临考冲刺模拟试卷（二）

一、最佳选择题（每题1分，共40题，共40分）下列每小题的四个选项中，只有一项是最符合题意的正确答案，多选、错选或不选均不得分。

1. 长期应用不但加速自身代谢，而且可加速其他合用药物代谢的肝药酶诱导剂是（　　）
   A. 苯巴比妥　　　　　　　B. 地西泮
   C. 唑吡坦　　　　　　　　D. 佐匹克隆
   E. 阿普唑仑

2. 其他β-内酰胺类抗菌药物少见的典型不良反应有（　　）
   A. 中性粒细胞减少　　　　B. 皮疹
   C. 荨麻疹　　　　　　　　D. 瘙痒
   E. 过敏性休克

3. 下列各项中，具有肺毒性和光敏反应的抗心律失常药是（　　）
   A. 普罗帕酮　　　　　　　B. 美西律
   C. 地尔硫䓬　　　　　　　D. 维拉帕米
   E. 胺碘酮

4. 关于聚乙二醇4000治疗便秘的说法，错误的是（　　）
   A. 适用人群为成人及8岁以上儿童
   B. 疗程不宜过长
   C. 作用机制为刺激肠道分泌，增加粪便含水量以软化粪便
   D. 肠梗阻患者禁用
   E. 可用于妊娠期及哺乳期妇女

5. 阿替普酶十分常见的不良反应是（　　）
   A. 恶心　　　　　　　　　B. 出血
   C. 血压下降　　　　　　　D. 心绞痛
   E. 呕吐

6. 伴有大量痰液并阻塞呼吸道的病毒性感冒患者，在服用镇咳药的同时，应及时联合应用的药品是（　　）
   A. 左氧氟沙星　　　　　　B. 羧甲司坦
   C. 泼尼松龙　　　　　　　D. 多索茶碱
   E. 右美沙芬

7. 通过抑制钾通道延长动作电位时程的抗心律失常药物是( )
   A. 胺碘酮　　　　　　　　　B. 普罗帕酮
   C. 美西律　　　　　　　　　D. 维拉帕米
   E. 地尔硫䓬

8. 多柔比星与（　）合用具有良好的协同作用。
   A. 柔红霉素　　　　　　　　B. 长春新碱
   C. 放线菌素D　　　　　　　D. 甲氨蝶呤
   E. 博来霉素

9. 哮喘急性发作应用平喘药，应首选（　）
   A. β₂受体激动剂　　　　　　B. M胆碱受体阻断剂
   C. 茶碱　　　　　　　　　　D. 氢化可的松
   E. 布地奈德

10. 氟康唑的临床用途有多种，其中不包括（　）
    A. 隐球菌性脑膜炎　　　　　B. 球孢子菌病
    C. 花斑癣　　　　　　　　　D. 侵袭性念珠菌病
    E. 黏膜念珠菌病

11. 下列药物中，属于单环β-内酰胺类的代表品种的是( )
    A. 头孢西丁　　　　　　　　B. 头孢美唑
    C. 亚胺培南　　　　　　　　D. 美罗培南
    E. 氨曲南

12. 下列选项中，痛风者应慎用哪种药物( )
    A. 螺内酯　　　　　　　　　B. 甘露醇
    C. 氨苯蝶啶　　　　　　　　D. 阿米洛利
    E. 氢氯噻嗪

13. 患者，男，55岁，诊断为良性前列腺增生症，服用非那雄胺片治疗，最有可能发生与用药相关的不良反应是( )
    A. 体位性低血压　　　　　　B. 心悸
    C. 性欲减退　　　　　　　　D. 脱发
    E. 血压升高

14. 下列选项中，哪种药物有止泻作用( )
    A. 硫酸镁　　　　　　　　　B. 乳果糖
    C. 比沙可啶　　　　　　　　D. 地芬诺酯
    E. 甘油

15. 属于一线抗结核分枝杆菌的药物是( )
    A. 异烟肼、利福平、莫西沙星
    B. 异烟肼、阿米卡星、对氨基水杨酸
    C. 莫西沙星、卡那霉素、卷曲霉素
    D. 异烟肼、吡嗪酰胺、乙胺丁醇

E. 左氧氟沙星、链霉素、利福平

16. 妊娠期妇女应避免使用( )作为泻药。
    A. 硫酸镁 B. 蓖麻油
    C. 乳果糖 D. 聚乙二醇4000
    E. 甘油

17. 12岁以下儿童禁用的非甾体抗炎药是( )
    A. 尼美舒利 B. 阿司匹林
    C. 双氯芬酸 D. 塞来昔布
    E. 美洛昔康

18. 以下细菌中,对呋喃妥因耐药的是( )
    A. 产气肠杆菌 B. 铜绿假单胞菌
    C. 阴沟肠杆菌 D. 大肠埃希菌
    E. 克雷伯菌属

19. 下列选项中,属于浓度依赖型抗菌药物的是( )
    A. 多肽类 B. 青霉素类
    C. 头孢菌素类 D. 林可霉素类
    E. 氨基糖苷类

20. 下列选项中,属于抗疱疹病毒药的是( )
    A. 利巴韦林 B. 奥司他韦
    C. 拉米夫定 D. 阿昔洛韦
    E. 齐多夫定

21. 下列眼科用药中,属于降眼压药的是( )
    A. 毛果芸香碱 B. 庆大霉素
    C. 托吡卡胺 D. 玻璃酸钠
    E. 丙美卡因

22. 应用维生素B_{12}治疗巨幼细胞贫血48小时内,应监测的是( )
    A. 血钠 B. 血钾
    C. 血锂 D. 血钙
    E. 血锌

23. 当奎宁或氯喹剂量超过( )时,可致"金鸡纳"反应。
    A. 0.5g/d B. 0.8g/d
    C. 1g/d D. 1.2g/d
    E. 1.5mg/d

24. 属于戊酸雌二醇适应证的是( )
    A. 痛经 B. 先兆流产
    C. 消耗性疾病 D. 子宫内膜异位症
    E. 萎缩性阴道炎

25. 利多卡因对哪种心律失常无效( )

A. 心室纤颤 B. 室上性
C. 室性早搏 D. 阵发性室性心动过速
E. 急性心肌梗死引起的室性心律失常

26. 在抗血小板药中，阿司匹林属于( )
    A. 血栓素 A_2 抑制剂 B. 二磷酸腺苷 P2Y12 受体阻断剂
    C. 整合素受体阻断剂 D. 磷酸二酯酶抑制剂
    E. 血小板腺苷环化酶刺激剂

27. 使用某些头孢菌素或其他药物期间，饮酒可能引起"双硫仑样"反应，临床常见的表现不包括( )
    A. 喉头水肿、尿潴留 B. 血压升高或降低、心率加快
    C. 发热、血管扩张、面色潮红 D. 头痛、胸闷、气急、出汗
    E. 兴奋、躁动，后期转为抑制状态

28. 高血压伴支气管哮喘患者不宜选用的药物是( )
    A. 普萘洛尔 B. 羧甲司坦
    C. 福莫特罗 D. 孟鲁司特
    E. 氨氯地平

29. 多柔比星可能与( )存在交叉耐药性。
    A. 阿糖胞苷 B. 甲氨蝶呤
    C. 柔红霉素 D. 环磷酰胺
    E. 亚硝脲类药物

30. 长期使用阿片类镇痛药可致生理或心理依赖性，突然停药可出现戒断症状。下列药物中，较难成瘾的药物是( )
    A. 喷他佐辛 B. 哌替啶
    C. 布托啡诺 D. 芬太尼
    E. 右丙氧芬

31. 多巴胺受体阻断剂的代表药物为( )
    A. 昂丹司琼 B. 格雷司琼
    C. 甲氧氯普胺 D. 托烷司琼
    E. 阿瑞吡坦

32. 幼儿甲状腺功能不足可引起( )
    A. 呆小病 B. 侏儒病
    C. 肢端肥大症 D. 黏液性水肿
    E. 单纯性甲状腺肿

33. 鱼精蛋白可用于救治( )
    A. 肝素过量导致的出血 B. 吗啡过量导致的呼吸抑制
    C. 华法林过量导致的出血 D. 异烟肼中毒导致的神经毒性
    E. 对乙酰氨基酚中毒导致的肝损伤

34. 阿糖胞苷的作用机制是( )

A. DNA 多聚酶抑制剂 B. 核苷酸还原酶抑制剂
C. 胸腺核苷合成酶抑制剂 D. 二氢叶酸还原酶抑制剂
E. 嘌呤核苷合成酶抑制剂

35. 左旋多巴、溴隐亭治疗帕金森病易引起恶心、呕吐等不良反应，为减少这些不良反应，首选的外周多巴胺受体阻断剂是（　　）
    A. 东莨菪碱 B. 莫沙必利
    C. 多潘立酮 D. 托烷司琼
    E. 昂丹司琼

36. 门冬酰胺酶能抑制蛋白质的合成，使细胞停止于（　　），从而降低其对甲氨蝶呤的敏感性，限制甲氨蝶呤的骨髓毒性。
    A. G_1 期 B. G_2 期
    C. G_3 期 D. M 期
    E. S 期

37. 大剂量应用甲氨蝶呤后，可用（　　）进行解救。
    A. 丙磺舒 B. 亚叶酸钙
    C. 苯溴马隆 D. 别嘌醇
    E. 维生素 C

38. （　　）与利福平合用时，在用利福平前和疗程中不需调整剂量。
    A. 糖皮质激素 B. 氨茶碱
    C. 地高辛 D. 氯霉素
    E. 维拉帕米

39. 用于防止复燃与传播及预防疟疾的药物是（　　）
    A. 奎宁 B. 羟氯喹
    C. 伯氨喹 D. 阿莫地喹
    E. 青蒿素

40. 关于维 A 酸软膏治疗痤疮的说法，错误的是（　　）
    A. 有明确的致畸性，妊娠期妇女禁用
    B. 为了加强疗效，可以一日多次给药
    C. 使用初期可能出现皮肤干燥或脱屑，对紫外光敏感性增强，宜在睡前使用
    D. 不宜用于皮肤皱褶部位
    E. 湿疹类皮肤病患者不宜使用

二、配伍选择题（每题 1 分，共 60 题，共 60 分）题目分为若干组，每组题目对应同一组备选项，备选项可重复选用，也可不选用。每题只有 1 个备选项最符合题意。

A. 金刚烷胺 B. 阿昔洛韦
C. 更昔洛韦 D. 恩替卡韦
E. 奥司他韦

41. 可用于预防 HIV（人免疫缺陷病毒）感染者巨细胞病毒视网膜炎的药物是（   ）
42. 可用于治疗乙型肝炎病毒感染的药物是（   ）

   A. 普萘洛尔   B. 氨氯地平
   C. 阿达帕胺   D. 赖诺普利
   E. 特拉唑嗪

43. 患者，男，70岁。诊断为高血压，血压150/100mmHg，伴良性前列腺增生，排尿困难，宜选用的抗高血压药是（   ）
44. 患者，男，65岁。高血压病史8年，血压峰值180/110mmHg，冠心病史5年，双侧肾动脉狭窄，不宜选用的抗高血压药是（   ）
45. 患者，女，45岁。诊断为高血压合并甲状腺功能亢进，心率过快，宜选用的抗高血压药是（   ）

   A. 乳酸钠林格注射液   B. 5%葡萄糖注射液
   C. 10%氯化钠注射液   D. 0.9%氯化钠注射液
   E. 4%碳酸氢钠注射液

46. 输注卡铂时应选用的溶剂是（   ）
47. 输注奥沙利铂时应选用的溶剂是（   ）

   A. 氯吡格雷   B. 双氯芬酸
   C. 华法林   D. 奥美拉唑
   E. 阿替普酶

48. 患者，女，63岁。急性心肌梗死行经皮冠状动脉介入（PCI）治疗，术后为预防支架内血栓形成，常与阿司匹林联合使用的药物是（   ）
49. 患者，女，72岁。持续性心房颤动，为预防脑卒中，宜选用的药物是（   ）

   A. 头孢氨苄   B. 头孢哌酮
   C. 头孢吡肟   D. 头孢拉定
   E. 头孢呋辛

50. 属于第三代头孢菌素的药物是（   ）
51. 属于第四代头孢菌素的药物是（   ）

   A. 非布司他   B. 苯溴马隆
   C. 秋水仙碱   D. 碳酸氢钠
   E. 丙磺舒

52. 痛风急性发作时首选的药物是（   ）
53. 痛风缓解期抑制内源性尿酸生成的药物是（   ）

A. 舍曲林 B. 阿米替林
C. 吗氯贝胺 D. 度洛西汀
E. 曲唑酮

54. 通过选择性抑制 5-HT 再摄取增加突触间隙 5-HT 浓度，从而增强 5-HT 能神经功能而发挥抗抑郁作用的药物是（　　）
55. 通过抑制 A 型单胺氧化酶减少去甲肾上腺素、5-HT 及多巴胺的降解，增强去甲肾上腺素、5-HT 和多巴胺能神经功能，发挥抗抑郁作用的药物是（　　）
56. 通过抑制 5-HT 和去甲肾上腺素（NA）再摄取，增加突触间隙 5-HT 和 NA 浓度，从而增强中枢 5-HT 和 NA 能神经功能而发挥抗抑郁作用的药物是（　　）

A. 抗凝作用减弱 B. 加重肝脏不良反应
C. 肌肉软弱 D. 体内药物蓄积
E. 凝血酶原时间延长，增加出血倾向

57. 巴比妥类与抗凝血药合用（　　）
58. 利福平与乙硫异烟胺合用（　　）
59. 氟他胺与抗凝血药合用（　　）
60. 阿昔洛韦与丙磺舒合用（　　）
61. 氨基糖苷类药与神经肌肉阻滞剂合用（　　）

A. 叶酸 B. 肝素
C. 阿替普酶 D. 维生素 K_1
E. 氨基己酸

62. 急性大面积肺栓塞宜选用（　　）
63. 巨幼红细胞性贫血可选用（　　）

A. 二甲双胍 B. 头孢哌酮
C. 华法林 D. 阿司匹林
E. 异烟肼

64. 长期使用可引起维生素 B_6 缺乏的药物是（　　）
65. 长期使用可引起维生素 B_{12} 缺乏的药物是（　　）
66. 长期使用可引起维生素 K 缺乏的药物是（　　）

A. 阿普唑仑 B. 异戊巴比妥
C. 地西泮 D. 佐匹克隆
E. 苯巴比妥

67. 脂溶性较高，起效快，属于巴比妥类的镇静催眠药是（　　）
68. 没有镇静和"宿醉"现象，不属于巴比妥类和苯二氮䓬类的镇静催眠药是（　　）

A. 卡马西平 B. 苯妥英钠
C. 丙戊酸钠 D. 苯巴比妥
E. 氯硝西泮

69. 主要阻滞电压依赖性的钠通道，属于二苯并氮䓬类抗癫痫药的是（　　）
70. 减少钠离子内流而使神经细胞膜稳定，属于乙内酰脲类抗癫痫药的是（　　）
71. 可激动 γ-氨基丁酸（GABA）受体和钠通道，属于苯二氮䓬类抗癫痫药的是（　　）

A. 急性白血病 B. 绒毛膜上皮癌
C. 晚期前列腺癌 D. 急性淋巴细胞白血病
E. 慢性粒细胞性白血病

72. 氟他胺适用于治疗（　　）
73. 高三尖杉酯碱可用于治疗（　　）
74. 长春新碱可用于治疗（　　）
75. 氟尿嘧啶可用于治疗（　　）

A. 艾塞那肽 B. 利拉鲁肽
C. 西格列汀 D. 罗格列酮
E. 瑞格列奈

76. 起效缓慢，可增加心力衰竭和女性骨折风险的口服抗糖尿病药物是（　　）
77. 在体内不易蓄积，适用于老年和肾功能不全患者的胰岛素促泌剂类降糖药是（　　）

A. 卡泊芬净 B. 氟胞嘧啶
C. 特比萘芬 D. 氟康唑
E. 制霉菌素

78. 易产生耐药性，极少单独用药，临床常与两性霉素 B 合用的抗真菌药物是（　　）
79. 患者，女，55 岁，诊断为"甲癣"，宜使用的药物是（　　）

A. 葡萄糖酸锑钠 B. 甲硝唑
C. 氯硝柳胺 D. 伯氨喹
E. 甲苯咪唑

80. 可根治间日疟的药物是（　　）
81. 治疗蛔虫病、蛲虫病、钩虫病和鞭虫病的首选药是（　　）
82. 治疗阴道滴虫病的首选药是（　　）
83. 驱绦虫药是（　　）
84. 用于治疗黑热病病因的药物是（　　）

A. 甘油 B. 液状石蜡

C. 酚酞
D. 普芦卡必利
E. 乳果糖

85. 属于刺激性泻药的是( )
86. 属于渗透性泻药的是( )

A. 替格瑞洛
B. 华法林
C. 利伐沙班
D. 达比加群酯
E. 替罗非班

87. 与凝血酶上的纤维蛋白原结合位点结合,阻止纤维蛋白原转化为纤维蛋白的药物是( )
88. 迅速、可逆性地抑制血小板二磷酸腺苷P2Y12受体的药物是( )
89. 直接抑制Xa因子,阻断凝血酶原转化为凝血酶,但不影响已形成的凝血酶活性的药物是( )

A. 维生素B_6
B. 维生素C
C. 维生素A
D. 维生素B_2
E. 维生素K

90. 服用异烟肼进行抗结核治疗的患者,为预防周围神经炎,应补充的维生素是( )
91. 长期大量使用可致泌尿系统尿酸盐、半胱氨酸盐或草酸盐结石的维生素是( )
92. 可用于治疗早产儿、新生儿低凝血酶原血症的维生素是( )

A. 吗啡
B. 哌替啶
C. 曲马多
D. 芬太尼
E. 羟考酮

93. 颅内压增高和颅脑损伤、支气管哮喘、肺源性心脏病代偿失调患者禁用( )
94. 室上性心动过速、颅脑损伤、颅内占位性病变、慢性阻塞性肺疾病患者禁用( )
95. 酒精、镇静剂、镇痛药、阿片类或神经类药物急性中毒患者禁用( )
96. 支气管哮喘、呼吸抑制、呼吸道梗阻患者禁用( )
97. 使用单胺氧化酶抑制剂小于2周的患者及妊娠期妇女或哺乳期妇女禁用( )

A. 利多卡因
B. 索他洛尔
C. 美托洛尔
D. 硝酸甘油
E. 维拉帕米

98. 属于钠通道阻滞剂的抗心律失常药是( )
99. 属于钙通道阻滞剂的抗心律失常药是( )
100. 属于延长动作电位时程的抗心律失常药是( )

三、综合分析选择题（每题1分，共10题，共10分）题目分为若干组，每组题目基于同一个临床情景病例、实例或案例的背景信息逐题展开。每题的备选项中，只有1个最符合题意。

患者，女，56岁，血清总胆固醇和低密度脂蛋白胆固醇异常，初诊医师建议首先改变生活方式（控制饮食、增加运动）。一个月后复查血脂水平仍未达标，医师处方辛伐他汀片20mg/d治疗。

101. 该患者服用辛伐他汀片的适宜时间是（　　）
    A. 早上 B. 上午
    C. 中午 D. 下午
    E. 晚上

102. 若采用强化治疗，辛伐他汀片的最大日剂量是（　　）
    A. 20mg B. 40mg
    C. 80mg D. 100mg
    E. 120mg

103. 服药期间应监测血生化指标，其中超过正常值上限10倍，应立即停药的指标是（　　）
    A. Hcy B. Cr
    C. CK   D. BUN
    E. TBiL

药师在急诊药房值班时，接听病房咨询电话，得知一新入院耐甲氧西林金黄葡萄球菌肺部感染的7岁儿童患者，出现高热、肺纹加重，患儿肾功能正常。欲静脉滴注万古霉素。

104. 关于万古霉素的儿童用药剂量，正确的是（　　）
    A. 5mg/kg   B. 15mg/kg
    C. 20mg/kg D. 60mg/kg
    E. 80mg/kg

105. 万古霉素每次静脉滴注时间控制在（　　）
    A. 10~15分钟 B. 15~20分钟
    C. 20~30分钟 D. 30~60分钟
    E. 60分钟以上

106. 患者可能发生与静脉滴注速度有关的不良反应是（　　）
    A. 高血压危象
    B. 血糖异常
    C. 急性肝衰竭
    D. 红人综合征
    E. 出血

患者，男，66岁，BMI 31.2kg/m²，体检时发现血糖异常前来就诊，空腹血糖8.2mmol/L，餐后2小时血糖12.2mmol/L，糖化血红蛋白8.0%。患者既往有磺胺类药物过敏史。医师处方二甲双胍片，每次1000mg，每日2次；西格列汀片，每次100mg，每日1次。

107. 西格列汀的降糖作用机制是( )
    A. 高选择性抑制胃肠二肽基肽酶-4（DPP-4）
    B. 抑制肠内水解多糖、双糖的α-葡萄糖苷酶
    C. 激动肠道的胰高血糖素样肽-1（GLP-1）
    D. 激活过氧化物酶体增殖因子受体-γ（PPAR-γ）
    E. 阻滞肾小管钠-葡萄糖协同转运蛋白-2（SGLT-2）对糖的转运和重吸收

108. 关于西格列汀的作用特点和临床应用注意事项的说法，正确的是( )
    A. 不宜用于胰岛素促泌剂治疗后的血糖不达标者
    B. 宜单独使用，不宜联用其他降糖药
    C. 中效、稳定地降低糖化血红蛋白水平0.8%~1%
    D. 有显著的降低体重作用
    E. 刺激胰岛素分泌，具有血糖依赖性，易发生低血糖反应

109. 患者复诊时，测肌酐清除率为46mL/min（正常值90~120mL/min），诊断为中度肾功能不全，西格列汀的剂量应调整为( )
    A. 10mg/d   B. 25mg/d
    C. 50mg/d   D. 75mg/d
    E. 5mg/d

110. 服用西格列汀需要监测的严重不良反应是( )
    A. 横纹肌溶解症   B. 急性胰腺炎
    C. 酮症酸中毒   D. 心脏Q-T间期延长
    E. 肌腱炎

四、多项选择题（每题1分，共10题，共10分）下列每小题的备选答案中，有两个或两个以上符合题意的正确答案，多选、少选、错选、不选均不得分。

111. 下列抗癫痫药物中，属于肝药酶诱导剂的有( )
    A. 奥卡西平   B. 苯妥英钠
    C. 地西泮   D. 丙戊酸钠
    E. 卡马西平

112. 应用"多糖铁复合物胶囊"治疗缺铁性贫血，服药的注意事项包括( )
    A. 可在餐时或餐后服用   B. 可用牛奶或咖啡送服
    C. 不应与浓茶同服   D. 铁剂可能会引起粪便颜色变黑
    E. 与维生素C同服可增加铁剂的吸收

113. 属于雌激素受体调节剂的药物有( )

  A. 雌三醇   B. 依降钙素
  C. 甲羟孕酮   D. 雷洛昔芬
  E. 依普黄酮

114. 关于硝酸酯类药物合理使用的说法，正确的有（　　）
  A. 单硝酸异山梨酯口服吸收完全，无肝脏首关效应，生物利用度高
  B. 硝酸异山梨酯主要的药理作用源于其活性代谢产物5-单硝酸异山梨酯
  C. 为减缓耐药性的发生，应采用偏心给药方法，即每天有8~12小时无药期
  D. 禁止与5型磷酸二酯酶抑制剂合用
  E. 硝酸甘油舌下给药是治疗心绞痛急性发作的首选措施

115. 抗肿瘤药氟他胺的不良反应包括（　　）
  A. 男性乳房发育、乳房触痛   B. 恶心、呕吐
  C. 骨髓抑制   D. 肝功能损害
  E. 失眠、疲倦

116. 破坏DNA的抗生素常见不良反应有（　　）
  A. 食欲减退   B. 口腔炎
  C. 间质性肺炎   D. 白细胞计数减少
  E. 过敏性休克

117. 可能导致再生障碍性贫血的抗菌药有（　　）
  A. 青霉素   B. 氯霉素
  C. 甲砜霉素   D. 头孢呋辛
  E. 红霉素

118. 单克隆抗体类药物的不良反应包括（　　）
  A. 发热、寒战、头痛   B. 皮疹
  C. 血压下降   D. 气管痉挛
  E. 呼吸困难

119. 关于阿替普酶药理作用和临床应用的说法，正确的有（　　）
  A. 可选择性激活血栓部位的纤溶酶原，不易产生出血反应
  B. 血浆消除半衰期较短，为4~5分钟
  C. 应尽早给药，急性缺血性脑卒中的溶栓时间窗为发病后3小时内
  D. 急性缺血性脑卒中，推荐剂量为0.9mg/kg（最大剂量90mg），总剂量的10%静脉注射，剩余剂量在随后60分钟持续静脉滴注
  E. 有出血性脑卒中病史或不明原因脑卒中病史的患者禁用

120. 阿片类药物不良反应少见（　　）
  A. 呼吸抑制   B. 支气管痉挛
  C. 瞳孔缩小   D. 黄视
  E. 视觉异常或复视

模拟试卷（二）参考答案及解析

一、最佳选择题

1.【试题答案】 A

【试题解析】本题考查要点是"肾上腺糖皮质激素的药物相互作用"。苯巴比妥、苯妥英钠、卡马西平、利福平等肝药酶诱导剂可加快糖皮质激素代谢，合用这些药物应适当增加糖皮质激素的剂量。因此，本题正确答案为A。

2.【试题答案】 A

【试题解析】本题考查要点是"其他β-内酰胺类抗菌药物的典型不良反应"。其他β-内酰胺类抗菌药物的典型不良反应中，常见皮疹、荨麻疹、瘙痒、过敏性休克。少见嗜酸粒细胞增多、中性粒细胞减少、肝脏氨基转移酶ALT及AST升高等；可出现血尿素氮、血清肌酐升高。因此，本题的正确答案为A。

3.【试题答案】 E

【试题解析】本题考查要点是"胺碘酮的典型不良反应"。胺碘酮典型不良反应有尖端扭转型室性心动过速（罕见）、光敏感性、角膜色素沉着、肺毒性、多发性神经病变、胃肠道不适、心动过缓、肝毒性、甲状腺功能障碍。因此，本题的正确答案为E。

4.【试题答案】 C

【试题解析】本题考查要点是"渗透性泻药药理作用与作用机制"。渗透性泻药可在肠内形成高渗状态，吸收水分，增加粪便体积，刺激肠道蠕动，药物包括聚乙二醇、乳果糖、盐类泻药（如硫酸镁等）。作用机制为刺激肠道分泌，增加粪便含水量以软化粪便的是促分泌药，包括鲁比前列酮（国内未上市）和利那洛肽。因此，本题的正确答案为C。

5.【试题答案】 B

【试题解析】本题考查要点是"阿替普酶的临床应用注意"。阿替普酶十分常见的不良反应是出血，如血管损伤处出血（如血肿）、注射部位处出血、颅内出血、呼吸道出血、胃肠道出血、皮肤瘀斑、泌尿生殖道出血（如血尿、泌尿道的出血）；其他很常见的不良反应有血压下降、再生障碍性缺血/心绞痛、低血压和心力衰竭/肺水肿及再灌注后心律失常；常见不良反应有恶心、呕吐、心脏停搏、心源性休克和再梗死等。因此，本题的正确答案为B。

6.【试题答案】 B

【试题解析】本题考查要点是"呼吸系统疾病用药"。中枢性镇咳药可使痰液黏稠，黏痰难以咳出，故痰多黏稠者不宜单独使用，痰多者宜与祛痰药合用。羧甲司坦是较常用的黏液稀释剂，其具有5方面药理作用：①分裂黏蛋白、糖蛋白多肽链上的分子间的二硫键，使分子变小，降低痰液的黏度，并改变其组分和流变学特性，调节黏液分泌。②增加黏膜纤毛的转运，从而增加痰液排出。③改善呼吸道分泌细胞的功能，修复黏膜，促进气管分泌。④抑制支气管杯状细胞的增生。⑤对抗炎症和修复黏膜，增加抗菌药物向支气管黏膜和上皮组织的渗透，提高抗菌药物在气道的药物浓度，并抑制血浆的渗出。因此，本题的正确答案为B。

7. 【试题答案】 A

【试题解析】本题考查要点是"抗心律失常药的药理作用与作用机制"。Ⅲ类抗心律失常药抑制多种钾通道,延长动作电位时程和有效不应期,对动作电位幅度和去极化影响小,延长 Q-T 间期。代表药物为胺碘酮、索他洛尔。因此,本题的正确答案为 A。

8. 【试题答案】 D

【试题解析】本题考查要点是"多柔比星与其他药物的相互作用"。多柔比星与柔红霉素、长春新碱和放线菌素 D 呈现交叉耐药性;与甲氨蝶呤、氟尿嘧啶、阿糖胞苷、氮芥、丝裂霉素、博来霉素、环磷酰胺以及亚硝脲等则不呈现交叉耐药性;且与环磷酰胺、氟尿嘧啶、甲氨蝶呤、达卡巴嗪、顺铂、亚硝脲类药物合用,具有良好的协同作用。因此,本题的正确答案为 D。

9. 【试题答案】 A

【试题解析】本题考查要点是"平喘药 $β_2$ 肾上腺素受体激动剂"。$β_2$ 受体激动剂是控制哮喘急性发作的首选药。常用的短效 $β_2$ 受体激动剂有沙丁胺醇和特布他林,平喘作用维持 4~6 小时,是缓解轻中度急性哮喘症状的首选药。长效 $β_2$ 受体激动剂有福莫特罗、沙美特罗及丙卡特罗,平喘作用维持 10~12 小时。因此,本题的正确答案为 A。

10. 【试题答案】 C

【试题解析】本题考查要点是"抗真菌药氟康唑的适应证"。氟康唑适用于治疗成年患者的下列真菌感染:隐球菌性脑膜炎;球孢子菌病;侵袭性念珠菌病;黏膜念珠菌病,包括口咽、食道念珠菌病,念珠菌尿及慢性皮肤黏膜念珠菌病;口腔卫生或局部治疗效果不佳的慢性萎缩型口腔念珠菌病(义齿性口炎)。因此,本题的正确答案为 C。

11. 【试题答案】 E

【试题解析】本题考查要点是"抗菌药物其他 β-内酰胺类药物分类"。其他 β-内酰胺类药物包括青霉素类:头孢美唑、头孢西丁、头孢米诺;氧头孢烯类:拉氧头孢;单环 β-内酰胺类:氨曲南。因此,本题的正确答案为 E。

12. 【试题答案】 E

【试题解析】本题考查要点是"氢氯噻嗪的注意事项"。氢氯噻嗪在以下情况时慎用:糖尿病、高尿酸血症或痛风、高钙血症、低钠血症、系统性红斑狼疮、胰腺炎、交感神经切除者、婴儿黄疸、哺乳期妇女。因此,本题的正确答案为 E。

13. 【试题答案】 C

【试题解析】本题考查要点是"非那雄胺临床应用注意"。非那雄胺不良反应主要是性功能受影响(阳痿、性欲减退、射精障碍)、乳房不适(乳腺增大、乳腺疼痛)和皮疹,以及瘙痒感、风疹及面唇部肿胀等过敏反应和睾丸疼痛。因此,本题的正确答案为 C。

14. 【试题答案】 D

【试题解析】本题考查要点是"止泻药"。泻药是能促进排便反射或使排便顺利的药物,包括刺激性泻药、渗透性泻药、容积性泻药、润滑性泻药、促动力药、促分泌药及微生态制剂。止泻药为腹泻的对症治疗药,分为吸附剂、口服补液溶液、抗动力药、抗分泌药和微生态制剂等，对应不同的止泻机制，包括吸附有毒有害物质、减少肠蠕动、减少肠液分泌、调整菌群失调等，或补充腹泻丢失的液体和电解质，维持机体平衡。选项 A "硫酸镁" 和选项 B "乳果糖" 属于渗透性泻药；选项 C "比沙可啶" 属于刺激性泻药；选项 D "地芬诺酯" 属于抗动力药；选项 E "甘油" 属于润滑性泻药。因此，本题的正确答案为 D。

15. 【试题答案】 D

【试题解析】本题考查要点是 "抗结核分枝杆菌药"。第一线抗结核药有异烟肼、利福平、乙胺丁醇、吡嗪酰胺等；第二线抗结核药毒副作用通常较多而重，不常用于临床。因此，本题的正确答案为 D。

16. 【试题答案】 B

【试题解析】本题考查要点是 "泻药和便秘治疗药特殊人群用药"。便秘在妊娠期非常常见，妊娠期便秘的治疗首先建议患者改变生活方式；其次容积性泻药、聚乙二醇、乳果糖的安全性好、作用缓和且对胎儿无不良影响，可作为妊娠期便秘患者的首选泻剂。比沙可啶和番泻叶可引起肠道痉挛，长期使用可引起电解质紊乱。蒽醌类泻药和蓖麻油可能有致畸或诱发子宫收缩的风险，应避免使用。因此，本题的正确答案为 B。

17. 【试题答案】 A

【试题解析】本题考查要点是 "解热、镇痛、抗炎药的典型不良反应和禁忌"。大部分 NSAID 可透过胎盘屏障，并由乳汁中分泌，对胎儿或新生儿产生严重影响，因此禁用于妊娠及哺乳期妇女。12 岁以下儿童禁用尼美舒利。因此，本题的正确答案为 A。

18. 【试题答案】 B

【试题解析】本题考查要点是 "呋喃妥因的药理作用与作用机制"。呋喃妥因对多数大肠埃希菌（包括产 ESBL 菌株）有良好抗菌作用，产气肠杆菌、阴沟肠杆菌、柠檬酸菌属、沙门菌属、志贺菌属、克雷伯菌属等肠杆菌科细菌的部分菌株对本品敏感性差异较大，大多呈中度耐药。因此，本题的正确答案为 B。

19. 【试题答案】 E

【试题解析】本题考查要点是 "抗菌药物的药动学及药效学"。浓度依赖型药物对致病菌的杀菌效应和临床疗效取决于 C_{max}，而与作用时间和细菌接触的时间关系不密切，即血浆峰浓度 C_{max} 越高，清除致病菌的作用越迅速、越强。氨基糖苷类、氟喹诺酮类、达托霉素、多黏菌素、硝基咪唑类等属于浓度依赖性抗菌药物。因此，本题的正确答案为 E。

20. 【试题答案】 D

【试题解析】本题考查要点是 "抗疱疹病毒药的分类"。抗疱疹病毒药分为核苷类抗疱疹病毒药（阿糖腺苷、阿昔洛韦、更昔洛韦、伐昔洛韦、泛昔洛韦、喷昔洛韦、缬更昔洛韦、伐更昔洛韦、昔多福韦）及非核苷类抗疱疹病毒药（膦甲酸钠、福米韦生、多可沙诺）。因此，本题的正确答案为 D。

21. 【试题答案】 A

【试题解析】本题考查要点是 "眼科局部用药的分类"。降眼压药包括：①拟胆碱药；

毛果芸香碱。②β受体阻断剂：噻吗洛尔、倍他洛尔、卡替洛尔、左布诺洛尔、美替洛尔。③$α_2$受体激动剂：溴莫尼定、安普乐定。④碳酸酐酶抑制剂：布林佐胺、醋甲唑胺。⑤前列腺素衍生物：拉坦前列素、曲伏前列素、贝美前列素、他氟前列素。⑥复方制剂：拉坦噻吗、曲伏噻吗、贝美素噻吗洛尔、布林佐胺噻吗洛尔。因此，本题的正确答案为A。

22. 【试题答案】 B

【试题解析】本题考查要点是"维生素B_{12}临床应用注意"。维生素B_{12}治疗巨幼细胞贫血，在起始48小时监测血钾水平，以防止低钾血症。因此，本题的正确答案为B。

23. 【试题答案】 C

【试题解析】本题考查要点是"主要用于控制疟疾症状的抗疟药典型不良反应和禁忌"。当奎宁或氯喹日剂量超过1g时，可致"金鸡纳"反应；葡萄糖-6-磷酸脱氢酶缺乏者服用伯氨喹可发生急性溶血性贫血。因此，本题的正确答案为C。

24. 【试题答案】 E

【试题解析】本题考查要点是"戊酸雌二醇的适应证"。戊酸雌二醇适应证：①补充雌激素不足，如萎缩性阴道炎、女性性腺功能减退症、外阴阴道萎缩、绝经期血管舒缩症状、卵巢切除、原发性卵巢衰竭等。②晚期前列腺癌（乳腺癌、卵巢癌患者禁用）。③与孕激素类药物合用，能抑制排卵，可作避孕药。因此，本题的正确答案为E。

25. 【试题答案】 B

【试题解析】本题考查要点是"利多卡因的主要适应证"。利多卡因对短动作电位时程的心房肌无效，因此仅用于室性心律失常。因此，本题的正确答案为B。

26. 【试题答案】 A

【试题解析】本题考查要点是"抗血小板药分类及常用药品"。①血栓素A_2（TXA_2）抑制剂，代表药物阿司匹林。②二磷酸腺苷（ADP）P2Y12受体阻断剂，细分为噻吩并吡啶类（噻氯匹定、氯吡格雷）和非噻吩并吡啶类（替格瑞洛）。③血小板糖蛋白（GP）Ⅱb/Ⅲa受体阻断剂，代表药物替罗非班、依替巴肽。④其他抗血小板药，如双嘧达莫、西洛他唑等。因此，本题的正确答案为A。

27. 【试题答案】 A

【试题解析】本题考查要点是"头孢菌素类抗菌药物典型不良反应"。双硫仑样反应——化学结构中具有甲硫四氮唑侧链或甲硫三嗪侧链的头孢菌素类药物会干扰代谢乙醇的乙醛脱氢酶，导致乙醛体内蓄积，引起双硫仑反应，表现为颜面部和全身皮肤潮红、头晕、胸闷、气急、呼吸困难等。因此，本题的正确答案为A。

28. 【试题答案】 A

【试题解析】本题考查要点是"普萘洛尔的禁忌"。普萘洛尔的禁忌：①支气管哮喘。②心源性休克。③心脏传导阻滞（二至三度房室传导阻滞）。④重度或急性心力衰竭。⑤窦性心动过缓。因此，本题的正确答案为A。

29.【试题答案】 C

【试题解析】 本题考查要点是"多柔比星药物相互作用"。多柔比星与柔红霉素、长春新碱和放线菌素D呈现交叉耐药性；与甲氨蝶呤、氟尿嘧啶、阿糖胞苷、氮芥、丝裂霉素、博来霉素、环磷酰胺以及亚硝脲等则不呈现交叉耐药性，且与环磷酰胺、氟尿嘧啶、甲氨蝶呤、达卡巴嗪、顺铂、亚硝脲类药物合用，具有良好的协同作用。因此，本题的正确答案为C。

30.【试题答案】 E

【试题解析】 本题考查要点是"镇痛药的作用特点"。使用阿片类镇痛药可致生理或心理依赖性，突然停药可出现戒断症状。双相类药如布托啡诺、喷他佐辛症状较轻，可待因、右丙氧芬等较难成瘾，强阿片类包括哌替啶、芬太尼等成瘾性较常见。因此，本题的正确答案为E。

31.【试题答案】 C

【试题解析】 本题考查要点是"胃肠动力药"。常用促胃肠动力药大多以多巴胺受体或5羟色胺受体4（5－HT$_4$）为作用靶点。多巴胺受体阻断剂包括多巴胺D$_2$受体阻断剂甲氧氯普胺、外周性多巴胺D$_2$受体阻断剂多潘立酮及既可阻断多巴胺D$_2$受体活性又能抑制乙酰胆碱酯酶活性的伊托必利。5－HT$_4$受体激动剂包括莫沙必利、普芦卡必利（国内未上市，便秘治疗药）和因风险已经撤市的西沙必利（可致Q－Tc间期延长）、替加色罗（可增加心血管缺血事件，在2018年10月国内停止销售）。因此，本题的正确答案为C。

32.【试题答案】 A

【试题解析】 本题考查要点是"甲状腺激素类药的药理作用与作用机制"。甲状腺素主要作用为：①维持正常生长发育，甲状腺功能不足可引起呆小病，患者身体矮小，肢体短粗，发育缓慢，智力低下。成人甲状腺功能不全时，则引起黏液性水肿。②促进代谢和增加产热。③提高交感肾上腺系统的感受性。因此，本题的正确答案为A。

33.【试题答案】 A

【试题解析】 本题考查要点是"肝素和低分子肝素药物相互作用"。鱼精蛋白能中和肝素的作用，当临床情况（出血）需要逆转肝素化时，可通过缓慢输注硫酸鱼精蛋白（1%溶液）中和肝素钠。1mg硫酸鱼精蛋白可中和约100U肝素。随着肝素的代谢，所需的鱼精蛋白量会随着时间减少。鱼精蛋白也能部分中和LMWHs，但解救LMWHs的效果不如解救普通肝素过量有效。因此，本题的正确答案为A。

34.【试题答案】 A

【试题解析】 本题考查要点是"干扰核酸生物合成的药物分类"。干扰核酸生物合成的药物：①二氢叶酸还原酶抑制剂：甲氨蝶呤、培美曲塞。②胸腺核苷酸合成酶抑制剂：氟尿嘧啶、卡培他滨、替吉奥。③嘌呤核苷酸合成酶抑制剂：硫嘌呤、硫鸟嘌呤。④核苷酸还原酶抑制剂：羟基脲。⑤DNA多聚酶抑制剂：阿糖胞苷、吉西他滨。因此，本题的正确答案为A。

35.【试题答案】 C

【试题解析】 本题考查要点是"胃肠动力药药理作用与作用机制"。多潘立酮是外周性多巴胺受体阻断剂，直接阻断胃肠道多巴胺 D_2 受体及血-脑屏障外的化学感受器触发区的多巴胺受体，促进胃肠蠕动，使张力恢复正常，促进胃排空，增加胃窦和十二指肠运动，协调幽门的收缩，同时抑制恶心、呕吐，并有效地防止胆汁反流，通常也能增强食管的蠕动和食管下端括约肌的张力，但对小肠和结肠平滑肌无明显作用。因此，本题的正确答案为C。

36.【试题答案】　A

【试题解析】本题考查要点是"抗代谢药的药物相互作用"。门冬酰胺酶能抑制蛋白质的合成，使细胞停止于 G_1 期，不能进入S期，从而降低其对甲氨蝶呤的敏感性，限制甲氨蝶呤的骨髓毒性。因此，本题的正确答案为A。

37.【试题答案】　B

【试题解析】本题考查要点是"甲氨蝶呤的临床应用注意"。长期应用甲氨蝶呤可致继发性肿瘤的风险；影响生殖功能；有肾病史或发现肾功能异常时，未准备好解救药亚叶酸钙，未充分进行液体补充或碱化尿液时，禁用大剂量疗法。大剂量疗法需要住院并随时监测其血浆药物浓度；滴注时间不宜超过6小时。因此，本题的正确答案为B。

38.【试题答案】　C

【试题解析】本题考查要点是"利福平与药物的相互作用"。糖皮质激素、盐皮质激素、抗凝药、氨茶碱、茶碱、氯霉素、氯贝丁酯、环孢素、维拉帕米、妥卡尼、普罗帕酮、甲氧苄啶、香豆素或茚满二酮衍生物、口服降血糖药、促皮质素、氨苯砜、强心苷类、丙吡胺、奎尼丁等与利福平合用时，由于后者诱导肝微粒体酶活性，可使上述药品的药效减弱，因此除地高辛和氨苯砜外，在用利福平前和疗程中上述药物需调整剂量。因此，本题的正确答案为C。

39.【试题答案】　C

【试题解析】本题考查要点是"伯氨喹作用特点"。伯氨喹可杀灭间日疟、三日疟、恶性疟和卵形疟组织期的虫株，尤以间日疟为著，也可杀灭各种疟原虫的配子体，对恶性疟的作用尤强，对红内期虫体的作用很弱，因此不能控制疟疾症状的发作，临床作为控制复发和阻止疟疾传播的首选药。因此，本题的正确答案为C。

40.【试题答案】　B

【试题解析】本题考查要点是"维A酸用法用量"。维A酸用法用量：外用，涂于患处。①寻常痤疮：每晚1次，但重症痤疮需与抗生素或过氧苯甲酰合用。②鱼鳞病、银屑病等角化异常性皮肤病：1日1~2次，1日用量不应超过20g（乳膏剂）。因此，本题的正确答案为B。

二、配伍选择题

41~42.【试题答案】　C、D

【试题解析】本组题考查要点是"抗病毒药"。更昔洛韦用于预防和治疗危及生命或视觉的受巨细胞病毒感染的免疫缺陷患者，以及预防与巨细胞病毒感染有关的器官移植患者。抗乙型肝炎药：恩替卡韦、替诺福韦酯、阿德福韦酯、替比夫定、拉米夫定、干扰素。

43～45. 【试题答案】　E、D、A

【试题解析】本组题考查要点是"抗高血压药"。哌唑嗪、特拉唑嗪特别适用于高血压合并前列腺增生患者。普利类、沙坦类禁忌证：①双侧肾动脉狭窄；②高钾血症；③妊娠期妇女。β受体阻断剂普萘洛尔可以降低心率。

46～47. 【试题答案】　B、B

【试题解析】本组题考查要点是"奥沙利铂、卡铂用法用量"。卡铂静脉滴注，应用5%葡萄糖注射液溶解，浓度为10mg/mL，再加入5%葡萄糖注射液250～500mL中。奥沙利铂静脉滴注，1次130mg/m²，加入5%葡萄糖注射液250～500mL中，输注2～6小时，如无主要毒性出现时，每3周（21日）给药1次，疼痛性感觉异常和（或）功能障碍开始出现时，给药量应减少25%（或100mg/m²），如在调整剂量后症状仍持续存在或加重，应停止治疗，不要与氯化钠和碱性溶液混合或通过同一条静脉同时给药。

48～49. 【试题答案】　A、C

【试题解析】本组题考查要点是"抗血栓药"。氯吡格雷适应证：①预防动脉粥样硬化血栓形成事件：用于近期心肌梗死（从几日到小于35日）、近期缺血性卒中（从7日到小于6个月）或确诊外周动脉性疾病的患者。②急性冠脉综合征：非ST段抬高型急性冠脉综合征（包括不稳定型心绞痛或非Q波心肌梗死），也包括接受经皮冠状动脉介入术置入支架的患者，与阿司匹林合用；ST段抬高型急性冠脉综合征，与阿司匹林联合在溶栓治疗中使用。华法林适应证：预防及治疗深静脉血栓及肺栓塞；预防心肌梗死后血栓栓塞并发症（卒中或体循环栓塞）；预防房颤、心瓣膜疾病或人工瓣膜置换术后引起的血栓栓塞并发症（卒中或体循环栓塞）。

50～51. 【试题答案】　B、C

【试题解析】本组题考查要点是"头孢菌素类抗菌药物"。第一代头孢菌素：头孢唑林、头孢拉定、头孢硫脒、头孢噻吩、头孢氨苄、头孢羟氨苄；第二代头孢菌素：头孢呋辛、头孢孟多、头孢替安、头孢丙烯、头孢克洛；第三代头孢菌素：头孢曲松、头孢噻肟、头孢地尼、头孢克肟、头孢他啶、头孢唑肟、头孢哌酮、头孢甲肟、头孢匹胺、头孢泊肟、头孢他美；第四代头孢菌素：头孢吡肟、头孢匹罗。

52～53. 【试题答案】　C、A

【试题解析】本组题考查要点是"抗痛风药"。秋水仙碱用于痛风的急性期、痛风性关节炎急性发作和预防。抑制尿酸生成药有别嘌醇、非布司他。

54～56. 【试题答案】　A、C、D

【试题解析】本组题考查要点是"抗抑郁药"。选择性5-羟色胺再摄取抑制剂（SSRI）药物主要通过选择性抑制5-HT的再摄取，增加突触间隙5-HT浓度，从而增强中枢5-HT能神经功能，发挥抗抑郁作用。本品与胆碱受体、组胺受体、肾上腺素受体几乎无亲和力。代表药物有氟西汀、帕罗西汀、舍曲林、西酞普兰等。单胺氧化酶抑制剂通过抑制A型单胺氧化酶，减少去甲肾上腺素、5-HT及多巴胺的降解，增强去甲肾上腺素、5-HT和多巴胺能神经功能，而发挥抗抑郁作用。代表药物为吗氯贝胺。5-HT及去甲肾上腺素再摄取抑制剂（SNRI）药物主要通过抑制5-HT及去甲肾上腺素再摄取，增强中枢5-HT

能及 NE 能神经功能而发挥抗抑郁作用。代表药物有文拉法辛、度洛西汀。

57~61.【试题答案】 A、B、E、D、C

【试题解析】本组题考查要点是"药物相互作用"。巴比妥类与抗凝血药合用，抗凝作用减弱，停用巴比妥类药后又可引起出血倾向，因此在调整抗凝血药剂量时需定期检测凝血酶原时间。利福平与乙硫异烟胺合用可加重其肝脏不良反应。氟他胺与抗凝血药如华法林、新双香豆素等联合应用，可见凝血酶原时间延长，增加出血倾向。阿昔洛韦合并用丙磺舒可使本品的排泄减慢，体内药物蓄积。氨基糖苷类药与神经肌肉阻滞剂合用时，可加重神经肌肉阻滞作用，导致肌肉软弱、呼吸抑制或呼吸麻痹等症状。

62~63.【试题答案】 C、A

【试题解析】本组题考查要点是"血液系统疾病用药"。阿替普酶适应证：①急性心肌梗死。②血流不稳定的急性大面积肺栓塞。③急性缺血性脑卒中。叶酸、维生素 B_{12} 针对巨幼细胞性贫血，补充所需。

64~66.【试题答案】 E、A、B

【试题解析】本组题考查要点是"抗菌药物"。长期使用异烟肼可引起维生素 B_6 缺乏，每日服用维生素 B_6 可预防或缓解周围神经炎的发生；二甲双胍会影响维生素 B_{12} 吸收；大量应用广谱抗菌药如头孢菌素类、碳青霉烯类等抗菌药物，可导致肠道菌群改变，导致维生素 B、K 合成减少而缺乏，应及时补充。

67~68.【试题答案】 B、D

【试题解析】本组题考查要点是"镇静与催眠药的药理作用与临床评价"。巴比妥类药物口服后容易从胃肠道吸收，其钠盐的水溶液经肌内注射也易被吸收。吸收后分布至全身组织，其中脑和肝脏内浓度较高。药物进入脑组织的快慢取决于药物的脂溶性，脂溶性高的药物出现中枢抑制作用快，如异戊巴比妥。非苯二氮䓬结构的杂环类镇静催眠药有环吡咯酮类如佐匹克隆，其异构体有艾司佐匹克隆，作用于 γ-氨基丁酸（GABA）受体，具有镇静催眠、抗焦虑、肌肉松弛和抗惊厥等作用。佐匹克隆口服后吸收迅速，生物利用度约 80%，血浆蛋白结合率低，重复给药无蓄积作用，以代谢产物形式主要经由肾脏排泄。

69~71.【试题答案】 A、B、E

【试题解析】本组题考查要点是"抗癫痫药药理作用与作用机制"。二苯并氮䓬类的代表药有卡马西平、奥卡西平。卡马西平具有抗惊厥、抗癫痫、抗神经性疼痛等多种作用，抗癫痫主要通过增强钠通道的灭火效能，限制突触后神经元高频动作电位的发散，阻断神经递质的释放，从而调节神经兴奋性，产生抗癫痫作用。乙内酰脲类药物通过减少钠离子内流而使神经细胞膜稳定，限制 Na^+ 通道介导的发作性放电的扩散。代表药苯妥英钠可延长通道失活时间而减少钠和钙离子内流，抑制神经元持续性高频发放，阻止异常放电向周围的传导。氯硝西泮为苯二氮䓬类抗癫痫药代表药物。

72~75.【试题答案】 C、E、A、B

【试题解析】本组题考查要点是"抗肿瘤药的适应证"。氟他胺用于以前未经治疗或对激素控制疗法无效或失效的晚期前列腺癌患者，它可被单独使用（睾丸切除或不切除）或与促黄体生成激素释放激素（LHRH）激动剂合用。高三尖杉酯碱主要用于急性非淋巴细胞白血病、骨髓增生异常综合征、慢性粒细胞白血病和真性红细胞增多症。长春新碱主要用于急性白血病、急性和慢性淋巴细胞白血病、恶性淋巴瘤、生殖细胞肿瘤、小细胞肺癌、尤文肉瘤、肾母细胞瘤、神经母细胞瘤、乳腺癌、消化道癌、黑色素瘤和多发性骨髓瘤。氟尿嘧啶主要用于消化道肿瘤、绒毛膜上皮癌、乳腺癌、卵巢癌、肺癌、宫颈癌、膀胱癌及皮肤癌。

76~77.【试题答案】 D、E

【试题解析】本组题考查要点是"降血糖药物——非磺酰脲类促胰岛素分泌药、噻唑烷二酮类胰岛素增敏剂"。目前在我国上市的噻唑烷二酮类药物有吡格列酮和罗格列酮。噻唑烷二酮类药物的使用因其不良反应而受限，常见贫血、血红蛋白降低、血容量增加、血细胞比容降低、血红蛋白降低，在开始治疗后4~12周更为明显。不良反应还包括液体滞留、体重增加、心力衰竭。与胰岛素、促胰岛素分泌剂联合应用，可增加低血糖发生的风险。骨关节系统中常见背痛、肌痛、肌酸激酶增高，并可增加女性骨折的风险。瑞格列奈无肾脏功能不全者使用的禁忌，在体内无蓄积，适用于老年和糖尿病肾病者。

78~79.【试题答案】 B、C

【试题解析】本组题考查要点是"抗真菌药、皮肤真菌感染治疗药"。氟胞嘧啶治疗播散性真菌病时通常与两性霉素B联合应用，因单独应用时易致真菌耐药性的发生。浅部真菌病主要包括皮肤癣菌病，如手癣、足癣、体癣、股癣、甲癣及头癣等，还有念珠菌病和花斑糠疹等，临床常见。丙烯胺类抗真菌药包括萘替芬和特比萘芬，为角鲨烯环氧酶的非竞争性、可逆性抑制剂，可于局部应用治疗浅表真菌感染。

80~84【试题答案】 D、E、B、C、A

【试题解析】本组题考查要点是"抗寄生虫药"。伯氨喹主要用于根治间日疟和控制疟疾传播。甲苯咪唑和阿苯达唑是治疗蛔虫病、蛲虫病、钩虫病和鞭虫病的首选药。甲硝唑、替硝唑有抗滴虫和抗阿米巴原虫作用，也广泛地应用于抗厌氧菌感染，为治疗阴道滴虫病的首选药物。氯硝柳胺用于人体和动物绦虫感染，为治疗牛带绦虫、短小膜壳绦虫、阔节裂头绦虫等感染的良好药物。葡糖糖酸锑钠用于治疗黑热病病因治疗。

85~86.【试题答案】 C、E

【试题解析】本组题考查要点是"泻药和便秘治疗药药理作用与作用机制"。刺激性泻药通便起效快，可增强肠道动力和刺激肠道分泌。通过对肠肌间神经丛的作用，刺激结肠收缩和蠕动，缩短结肠转运时间，同时可刺激肠液分泌。药物包括比沙可啶、酚酞、蒽醌类药物（如大黄、番泻叶及麻仁丸等中药）和蓖麻油等。渗透性泻药可在肠内形成高渗状态，吸收水分，增加粪便体积，刺激肠道蠕动，药物包括聚乙二醇、乳果糖、盐类泻药（如硫酸镁等）。

87~89.【试题答案】 D、A、C

【试题解析】本组题考查要点是"抗血栓药"。达比加群酯口服后被迅速吸收，在血浆和肝脏经由酯酶水解为达比加群。在凝血级联反应中，凝血酶（因子Ⅱa）使纤维蛋白原转化为纤维蛋白，抑制凝血酶可预防血栓形成。达比加群是竞争性、可逆性直接凝血酶抑制剂，还可抑制游离凝血酶、已与纤维蛋白结合的凝血酶和凝血酶诱导的血小板聚集。替格瑞洛不是噻吩并吡啶类药物，属环戊基三唑嘧啶类药物，不需经肝脏代谢而直接作用于P2Y12受体，且其拮抗P2Y12的作用可逆。由于它独特的药效和药代动力学特性，与氯吡格雷相比，它可提供更快和更完全的抗血小板作用。直接因子Xa抑制剂：利伐沙班、阿哌沙班。

90~92. 【试题答案】 A、B、E

【试题解析】本组题考查要点是"维生素"。维生素B_6用于维生素B_6缺乏的预防和治疗，防治药物（青霉胺、异烟肼、环丝氨酸）中毒或引起的维生素B_6缺乏、脂溢性皮炎、口唇干裂，也可用于妊娠呕吐及放疗和化疗所致的呕吐，以及新生儿遗传性维生素B_6依赖综合征、遗传性铁粒幼细胞贫血。维生素C偶见腹泻、皮肤红亮、头痛、尿频、恶心、呕吐、胃部不适、胃痉挛、尿频等反应，大量可能引起尿酸盐、半胱氨酸或草酸盐结石。维生素K类药物包括维生素K_1、维生素K_4、甲萘氢醌、亚硫酸氢钠甲萘醌。维生素K_1用于维生素K缺乏引起的出血，如梗阻性黄疸、胆瘘、慢性腹泻等所致出血，香豆素类、水杨酸钠等所致的低凝血酶原血症，新生儿出血以及长期应用广谱抗生素所致的体内维生素K缺乏。

93~97. 【试题答案】 A、B、C、D、E

【试题解析】本组题考查要点是"镇痛药的禁忌证"。镇痛药的禁忌证包括：①已知对吗啡过敏者、婴幼儿（缓、控释片）、未成熟新生儿、妊娠期及哺乳期妇女、临盆产妇以及呼吸抑制已显示发绀、颅内压增高和颅脑损伤、支气管哮喘、肺源性心脏病代偿失调、甲状腺功能减退、皮质功能不全、前列腺肥大、排尿困难及严重肝功能不全、休克尚未纠正前、麻痹性肠梗阻等患者禁用吗啡。②室上性心动过速、颅脑损伤、颅内占位性病变、慢性阻塞性肺疾病、严重肺功能不全患者禁用哌替啶。哌替啶严禁与单胺氧化酶抑制剂合用。③对曲马多及其赋形剂过敏者，妊娠期妇女，1岁以下儿童，酒精、镇静剂、镇痛药、阿片类或神经类药物急性中毒患者，正在接受单胺氧化酶抑制剂治疗或过去14天内服用过此类药物的患者禁用曲马多。④支气管哮喘、呼吸抑制、呼吸道梗阻、对芬太尼特别敏感的患者及重症肌无力患者禁用芬太尼。⑤呼吸抑制、颅脑损伤、麻痹性肠梗阻、急腹症、胃排空延迟、慢性阻塞性呼吸道疾病、肺源性心脏病、慢性支气管哮喘、高碳酸血症、中重度肝功能障碍、重度肾功能障碍、慢性便秘、使用单胺氧化酶抑制剂小于2周的患者及妊娠期妇女或哺乳期妇女、术前或术后24小时内患者禁用羟考酮。

98~100. 【试题答案】 A、E、B

【试题解析】本组题考查要点是"抗心律失常药"。钠通道阻滞剂（第1类），该类药又可以细分为三个亚类，属于Ia类的奎尼丁、普鲁卡因胺，属于Ib类的利多卡因、苯妥英钠、美西律等。属于Ic类的普罗帕酮和氟卡尼等。钙通道阻滞剂（第Ⅳ类），临床常用的有非二氢吡啶类钙通道阻滞剂维拉帕米和地尔硫䓬。延长动作电位时程药（第Ⅲ类），主要代表药有胺碘酮、索他洛尔和溴苄胺等。

三、综合分析选择题

101. 【试题答案】 E

【试题解析】本题考查要点是"调节血脂药"。辛伐他汀用于高脂血症、冠心病和脑卒中的防治。用法用量：口服，晚间顿服。因此，本题的正确答案为E。

102.【试题答案】 C

【试题解析】 本题考查要点是"调节血脂药"。用于纯合子家族性高胆固醇血症，推荐1次40mg，晚间顿服；或1日80mg，分早晨20mg、午间20mg和晚间40mg服用。因此，本题正确答案为C。

103.【试题答案】 C

【试题解析】 本题考查要点是"调节血脂药"。对于有弥散性的肌痛、肌软弱及CK升高至大于正常值10倍以上的情况应考虑为肌病，须立即停用辛伐他汀。因此，本题的正确答案为C。

104.【试题答案】 C

【试题解析】 本题考查要点是"万古霉素用法用量"。儿童：全身性感染，出生0～7日新生儿，首剂15mg/kg，继以10mg/kg，每12小时1次，静脉滴注；出生8日～1个月新生儿，首剂15mg/kg，继以10mg/kg，每8小时1次，静脉滴注。儿童，1次10mg/kg，每6小时1次，静脉滴注；或20mg/kg，每12小时1次，静脉滴注。用药时需做血药浓度监测。因此，本题的正确答案为C。

105.【试题答案】 E

【试题解析】 本题考查要点是"万古霉素临床应用注意"。万古霉素不宜肌内注射，静脉滴注时应尽量避免药液外漏，且应经常更换注射部位，滴注速度应缓慢，滴注时间至少在60分钟以上。因此，本题的正确答案为E。

106.【试题答案】 D

【试题解析】 本题考查要点是"糖肽类抗菌药物典型不良反应"。万古霉素和去甲万古霉素快速滴注时可出现血压降低，甚至心搏骤停，以及喘鸣、呼吸困难、上部躯体发红（红人综合征，主要由嗜碱性粒细胞和肥大细胞释放组胺引起的，用苯海拉明和减慢万古霉素输注速度可以避免该反应的发生）、胸背部肌肉痉挛等。因此，本题的正确答案为D。

107.【试题答案】 A

【试题解析】 本题考查要点是"二肽基肽酶-4抑制剂"。目前在国内上市的二肽基肽酶-4（DPP-4）抑制剂为西格列汀、沙格列汀、维格列汀、利格列汀和阿格列汀。因此，本题的正确答案为A。

108.【试题答案】 C

【试题解析】 本题考查要点是"二肽基肽酶-4抑制剂的作用特点"。DPP-4抑制剂可作为单药治疗，用于不能耐受或禁用二甲双胍、磺酰脲类和噻唑烷二酮类药物的患者，例如合并慢性肾脏病或低血糖风险特别高的患者。DPP-4抑制剂对体重的作用为中性或轻度增加。DPP-4抑制剂作用强度中等，具有下列特点：①可中效、稳定地降低糖化血红蛋白，其可降低HbA1c水平0.8%～1%。②在联合用药上更加随机、方便，既可单药治疗亦可联合应用，发生低血糖反应较少，对体重、血压几乎无影响。因此，本题的正确答案为C。

109.【试题答案】 C

【试题解析】 本题考查要点是"西格列汀用法用量"。西格列汀口服：①本品单药治疗的推荐剂量为100mg，1日1次。②轻度肾功能不全者不需调整剂量，中度肾功能不全者（30mL/min<C_{cr}≤50mL/min）调整为50mg/d，重度肾功能不全者（C_{cr}≤30mL/min）调整为25mg/d。因此，本题的正确答案为C。

110. 【试题答案】 B

【试题解析】本题考查要点是"二肽基肽酶-4抑制剂典型不良反应和禁忌"。DPP-4抑制剂总的耐受性良好。常见咽炎、鼻炎、上呼吸道感染、泌尿道感染；另可常见腹泻、肌痛、关节痛、高血压；偶见轻度肝酶升高、碱性磷酸酶降低、急性胰腺炎。注意DPP-4抑制剂可能诱发急性坏死性胰腺炎。因此，本题的正确答案为B。

四、多项选择题

111. 【试题答案】 ABE

【试题解析】本题考查要点是"抗癫痫药"。卡马西平口服吸收慢而不规律，经肝脏代谢，并能诱发肝药酶活性，加速自身代谢，代谢产物存在药理活性，经肾脏和粪便排泄。苯妥英钠与卡马西平合用，可通过肝药酶诱导而降低卡马西平的血浆药物浓度。奥卡西平对肝药酶有弱诱导作用。因此，本题的正确答案为ABE。

112. 【试题答案】 ACDE

【试题解析】本题考查要点是"抗贫血药"。酸性条件可以促进铁剂的吸收，因此铁剂可以和富含维生素C物质以及果汁一起服用，而抗酸药不能与铁剂同时服用。服用铁剂时，还应避免与牛奶、茶、咖啡同用，特别是茶叶，因茶叶中的鞣酸与铁结合成不易吸收的物质，而牛奶含磷高，会与铁竞争，影响铁剂的吸收。口服铁剂常有胃肠道反应，如胃肠不适、腹痛、腹泻或便秘等副作用，饭前空腹服用有利于铁的吸收，但服用时间还需根据个体反应而定，若空腹不能耐受，可改为饭后服用，并将每日用量分3次服用。硫酸亚铁可减少肠蠕动，引起便秘，并排黑便。因此，本题的正确答案为ACDE。

113. 【试题答案】 DE

【试题解析】雷洛昔芬是选择性雌激素受体调节剂，对雌激素作用的组织有选择性的激动或拮抗活性。依普黄酮是合成的一种异黄酮衍生物，不具有雌激素对生殖系统的影响，但却能增加雌激素的活性，具有雌激素样的抗骨质疏松特性。因此，本题的正确答案为DE。

114. 【试题答案】 ABCDE

【试题解析】本题考查要点是"抗心绞痛药"。5-单硝酸异山梨酯有片剂和缓释剂型，在胃肠道吸收完全，无肝脏首关效应，生物利用度近100%。5-单硝酸异山梨酯由于本身具有药理活性，可于30～60分钟起效，作用持续3～6小时；缓释片60～90分钟起效，作用持续约12小时，血浆半衰期为4～5小时。硝酸酯类药不合理使用可致耐药性的发生，任何剂型连续使用24小时都有可能。采用偏离心脏给药方法，可能减缓耐药性的发生。硝酸酯类药使用禁忌：对硝酸酯类过敏者；青光眼患者；严重低血压者；已使用5型磷酸二酯酶抑制剂药（如西地那非等）者。硝酸甘油舌下含服吸收迅速完全，生物利用度可达80%，在肝脏被迅速代谢为两个几乎没有活性的中间产物，1,2-二硝酸甘油和1,3-二硝酸甘油,经肾脏排出,血液透析清除率低。硝酸甘油用于防治心绞痛、充血性心力衰竭和心肌梗死,外科手术所诱导的低血压和控制高血压。因此,本题的正确答案为ABCDE。

115.【试题答案】 ABE

【试题解析】本题考查要点是"抗雄激素类药"。氟他胺的主要不良反应系因治疗过程中雄激素作用减少所致,包括男性乳房女性化及乳房触痛、溢乳等,减少剂量或停药后症状消失。少见腹泻、呕吐、食欲增加、失眠或疲倦等症状,一般不影响用药。罕见性欲减退、暂时性肝功能异常和精子计数减少。因此,本题的正确答案为ABE。

116.【试题答案】 ABCD

【试题解析】本题考查要点是"破坏DNA的抗生素典型不良反应"。骨髓功能抑制,可致白细胞及血小板计数减少。白细胞减少,常发生于用药后28~42日,一般在42~56日恢复。恶心、呕吐反应常发生于给药后1~2小时,呕吐于3~4小时内停止,恶心可持续2~3日。间质性肺炎、不可逆的肾衰竭、食欲减退、呕吐、厌食、口腔炎、腹泻、皮疹、荨麻疹、发热伴红皮症等。因此,本题的正确答案为ABCD。

117.【试题答案】 BC

【试题解析】本题考查要点是"酰胺醇类抗菌药物的典型不良反应"。酰胺醇类抗菌药物包括氯霉素、甲砜霉素及无味氯霉素等。临床应用的有氯霉素及甲砜霉素。典型不良反应:①骨髓造血功能障碍:可出现血细胞减少,严重者出现再生障碍性贫血,少数发生溶血性贫血、铁粒幼细胞贫血。②新生儿剂量达140~160mg/(kg·d),可致致死性的灰婴综合征。因此,本题的正确答案为BC。

118.【试题答案】 ABCDE

【试题解析】本题考查要点是"单克隆抗体类药物"。单克隆抗体靶向药为大分子蛋白质,静脉滴注可致患者发生过敏样反应或其他超敏反应。轻中度过敏反应表现为发热、寒战、头痛、皮疹等,少数患者可发生严重过敏反应,出现血压下降、气管痉挛、呼吸困难等。因此,本题的正确答案为ABCDE。

119.【试题答案】 ABCDE

【试题解析】本题考查要点是"溶栓药(溶栓酶)"。阿替普酶具有纤维蛋白特异性,急性缺血性脑卒中的治疗应在症状发作后的3小时内开始。不能用于18岁以下及80岁以上的急性脑卒中患者。急性脑缺血脑卒中,推荐剂量为0.9mg/kg(最大剂量为90mg),总剂量的10%先从静脉推入,剩余剂量在随后60分钟持续静脉滴注。有高危出血倾向者禁用。因此,本题的正确答案为ABCDE。

120.【试题答案】 CD

【试题解析】本题考查要点是"镇痛药典型不良反应和禁忌"。阿片类药物治疗期间常出现不良反应,便秘、恶心、呕吐、镇静、精神运动功能受损及尿潴留;此外还要监测患者有无呼吸抑制、支气管痉挛;少见瞳孔缩小、黄视;罕见视觉异常或复视。还应留心患者的呼吸系统、肾或肝功能障碍,以及睡眠呼吸暂停或精神疾病。因此,本题的正确答案为CD。

药学专业知识（二）

临考冲刺模拟试卷（三）

一、最佳选择题（每题1分，共40题，共40分）下列每小题的四个选项中，只有一项是最符合题意的正确答案，多选、错选或不选均不得分。

1. 青光眼常见于40岁以上的中、老年人，尤以老年妇女居多。以下用于治疗青光眼的常用药物不包含（　　）
   - A. 氧氟沙星
   - B. β受体阻断剂
   - C. 受体激动剂
   - D. 前列腺素类似物
   - E. 碳酸酐酶抑制剂

2. 易发生持续性干咳不良反应的药品是（　　）
   - A. 氢氯噻嗪
   - B. 硝苯地平
   - C. 福辛普利
   - D. 硝酸甘油
   - E. 利血平

3. 大剂量服用或用药过量可发生高钙血症，表现为畏食、恶心、呕吐、便秘、腹痛、肌无力、心律失常的药是（　　）
   - A. 氢氧化铝
   - B. 三硅酸镁
   - C. 碳酸钙
   - D. 铝碳酸镁
   - E. 硫糖铝

4. 用于散瞳的眼用药物是（　　）
   - A. 溴莫尼定
   - B. 噻吗洛尔
   - C. 毛果芸香碱
   - D. 复方托吡卡胺
   - E. 拉坦前列素

5. 与利血平合用，可导致体位性低血压、心动过缓、头晕、晕厥的药品是（　　）
   - A. 福辛普利
   - B. 普萘洛尔
   - C. 厄贝沙坦
   - D. 阿利克仑
   - E. 甲基多巴

6. 常见不良反应是出血如血管损伤处出血（如血肿）、注射部位处出血、颅内出血、呼吸道出血、胃肠道出血、皮肤瘀斑、泌尿生殖道出血（如血尿、泌尿道的出血）的药物是（　　）
   - A. 阿替普酶
   - B. 瑞替普酶
   - C. 尿激酶
   - D. 链激酶
   - E. 降纤酶

7. 可导致新生儿药物性黄疸的是（　　）

  A. 头孢他啶   B. 阿莫西林

  C. 林可霉素   D. 磺胺嘧啶

  E. 罗红霉素

8. 解痉药的主要药品有颠茄、阿托品、山莨菪碱等，其中阿托品临床上可用于治疗（　　）

  A. 膀胱刺激症状   B. 轻度胃肠平滑肌痉挛

  C. 输尿管结石腹痛   D. 胃及十二指肠溃疡

  E. 胃炎

9. 下列各项中，关于胰岛素及胰岛素类似物的典型不良反应不包括（　　）

  A. 低血糖反应   B. 高钾血症

  C. 脂肪萎缩与肥厚   D. 血管神经性水肿

  E. 注射部位红肿

10. 用于血尿酸和24小时尿尿酸过多，或有痛风石、泌尿系结石及不宜用促尿酸排出药者的药物是（　　）

  A. 秋水仙碱   B. 别嘌醇

  C. 布洛芬   D. 泼尼松龙

  E. 聚乙二醇尿酸酶

11. 与多柔比星存在交叉耐药性的抗肿瘤药物是（　　）

  A. 右雷佐生   B. 柔红霉素

  C. 阿糖胞苷   D. 甲氨蝶呤

  E. 环磷酰胺

12. 对铜绿假单胞菌属的大多数菌株具良好抗菌作用，对甲氧西林敏感葡萄球菌具抗菌活性，对肺炎链球菌、溶血性链球菌和粪肠球菌仅具中等抗菌活性的药物是（　　）

  A. 诺氟沙星   B. 环丙沙星

  C. 培氟沙星   D. 氧氟沙星

  E. 依诺沙星

13. 具广谱抗菌作用，对多数新型隐球菌分离株具抗菌作用，通常对念珠菌属中的白念珠菌、热带念珠菌和近平滑念珠菌具抗菌作用的药物是（　　）

  A. 卡泊芬净   B. 氟胞嘧啶

  C. 伏立康唑   D. 氟康唑

  E. 两性霉素B

14. 克罗米通乳膏用于治疗（　　）

  A. 寻常痤疮   B. 疥疮

  C. 体癣、股癣   D. 蛲虫感染

  E. 带状疱疹

15. 常用抗真菌药中，（　　）具广谱抗真菌活性，对耐氟康唑及两性霉素B的念珠菌属、曲霉属、组织胞浆菌属、芽生菌属、球孢子菌属等均具较好的活性，但对隐球菌作用差。

A. 多烯类抗真菌药 B. 唑类抗真菌药
C. 丙烯胺类抗真菌药 D. 棘白菌素类抗真菌药
E. 嘧啶类抗真菌药

16. 高三尖杉酯碱对（　　）细胞作用明显。
    A. G_1期 B. G_2期
    C. G_3期 D. M期
    E. S期

17. 下列抗心律失常药中，属于Ia类钠通道阻滞剂的是（　　）
    A. 奎尼丁 B. 利多卡因
    C. 苯妥英钠 D. 普罗帕酮
    E. 氟卡尼

18. 兼具抑菌作用、抑制痛觉神经和刺激腺体分泌的鼻用制剂是（　　）
    A. 复方薄荷脑滴鼻液 B. 异丙托溴铵吸入剂
    C. 氟替卡松鼻喷剂 D. 鲑鱼降钙素鼻喷剂
    E. 利巴韦林滴鼻液

19. （　　）为肾上腺素β_2受体激动剂，可激动子宫平滑肌中的β_2受体，抑制子宫平滑肌的收缩频率和强度，减少子宫的活动而延长妊娠期；同时由于其可使腺苷酸环化酶的活性增强（cAMP增多）而产生保胎作用。
    A. 利托君 B. 硫前列酮
    C. 硫酸镁 D. 地诺前列酮
    E. 普拉睾酮

20. 奥司他韦治疗流行性感冒，理想状态下首次用药的时间是（　　）
    A. 出现流感症状后36小时内 B. 出现流感症状后72小时内
    C. 出现流感症状后96小时内 D. 出现流感症状后100小时内
    E. 出现流感症状后120小时内

21. 2岁以下儿童腹泻，禁用的药品是（　　）
    A. 双八面体蒙脱石散 B. 双歧三联活菌胶囊
    C. 盐酸洛哌丁胺胶囊 D. 地衣芽孢杆菌胶囊
    E. 口服补液盐

22. 主要用于房颤与心房扑动（房扑）的复律、复律后窦性节律的维持和危及生命的室性心律失常的药物是（　　）
    A. 奎尼丁 B. 利多卡因
    C. 美西律 D. 苯妥英钠
    E. 妥卡尼

23. 替罗非班的作用机制是（　　）
    A. 拮抗维生素K B. 阻断血小板糖蛋白Ⅱb/Ⅲa受体
    C. 抑制凝血酶 D. 抑制凝血因子Xa
    E. 抑制凝血因子Ⅱ0

24. 高血钾的肾损伤患者，禁用下列哪种利尿药(　　)
　　A. 呋塞米　　　　　　　　B. 依他尼酸
　　C. 螺内酯　　　　　　　　D. 山梨醇
　　E. 氢氯噻嗪

25. 可致光敏反应的抗菌药物是(　　)
　　A. 克林霉素　　　　　　　B. 美罗培南
　　C. 阿米卡星　　　　　　　D. 头孢哌酮
　　E. 莫西沙星

26. 可以碱化尿液，用于代谢性酸中毒的药物是(　　)
　　A. 氯化铵　　　　　　　　B. 氯化钠
　　C. 硫酸镁　　　　　　　　D. 乳酸钠
　　E. 精氨酸

27. 不能渗入脑脊液，不能用于治疗脑膜炎的β-内酰胺类抗菌药物是(　　)
　　A. 氨曲南　　　　　　　　B. 头孢唑林
　　C. 氨苄西林　　　　　　　D. 舒巴坦
　　E. 亚胺培南

28. 临床主要用于耐药金黄色葡萄球菌或革兰阳性菌所致严重感染，特别是甲氧西林耐药葡萄球菌属、肠球菌属及青霉素耐药肺炎链球菌所致败血症、心内膜炎、脑膜炎、肺炎、骨髓炎的抗生素为(　　)
　　A. 哌拉西林　　　　　　　B. 氨曲南
　　C. 阿莫西林　　　　　　　D. 万古霉素
　　E. 庆大霉素

29. 关于肝素和低分子肝素作用特点的说法，错误的是(　　)
　　A. 皮下给药，低分子肝素的生物利用度接近100%
　　B. 肝素与低分子肝素相比，起效快，失效也快
　　C. 低分子肝素抗凝作用维持时间较长，可以1日1次或2次给药
　　D. 肝素与低分子肝素均可使用硫酸鱼精蛋白迅速逆转抗凝作用
　　E. 与肝素相比，低分子肝素给药相对方便且不会通过胎盘屏障，是妊娠期首选的抗凝药

30. 下列不属于硝基呋喃类抗菌药物呋喃妥因不良反应的是(　　)
　　A. 失眠　　　　　　　　　B. 恶心、呕吐
　　C. 狼疮样反应　　　　　　D. 腹泻
　　E. 皮疹

31. 成人口服甲硝唑用于治疗(　　)时，1次500mg，1日2次，治疗7日。
　　A. 滴虫病　　　　　　　　B. 麦地那龙线虫病
　　C. 细菌性阴道病　　　　　D. 肠道外阿米巴病
　　E. 贾第鞭毛虫病

32. 脑膜炎球菌所致的流行性脑脊髓膜炎的治疗和预防宜选用的药物是(　　)

A. 红霉素 B. 舒巴坦
C. 庆大霉素 D. 阿米卡星
E. 磺胺嘧啶

33. 甲氨蝶呤临床应用禁忌不包括( )
    A. 有酒精中毒或酒精性肝病的患者
    B. 有严重急性或慢性感染的患者
    C. 有消化性溃疡病或溃疡性结肠炎的银屑病患者
    D. 接受中枢神经系统放疗的患者
    E. 急性白血病患者

34. 主要用于治疗皮肤真菌感染,可抑制角鲨烯环氧酶活性,属于丙烯胺类的抗真菌药物是( )
    A. 制霉菌素 B. 特比萘芬
    C. 联苯苄唑 D. 阿莫罗芬
    E. 环吡酮胺

35. 氟胞嘧啶治疗播散性真菌病时通常与( )联合应用,因单独应用时易致真菌耐药性的发生。
    A. 酮康唑 B. 两性霉素 B
    C. 伊曲康唑 D. 利福平
    E. 氟康唑

36. 使用奥沙利铂后最需要关注的典型不良反应是( )
    A. 神经毒性 B. 消化道反应
    C. 肝毒性 D. 肾毒性
    E. 血液毒性

37. 丙烯胺类抗皮肤真菌的代表药为( )
    A. 伏立康唑 B. 特比萘芬
    C. 伊曲康唑 D. 卡泊芬净
    E. 米卡芬净

38. 特比萘芬临床上作为( )的首选药。
    A. 孢子丝菌病 B. 皮肤癣菌病
    C. 着色芽生菌病 D. 曲霉病
    E. 胸腔内脓肿

39. 酸碱平衡调节药中,临床上用于高钾血症或普鲁卡因胺引起的心律失常伴有酸血症者的是( )
    A. 乳酸钠 B. 氯化钠
    C. 碳酸氢钠 D. 氯化铵
    E. 复方乳酸钠山梨醇

40. 监测他汀类药物所致肌毒性的临床指标是( )
    A. 乳酸脱氢酶 B. 尿淀粉酶

C. 碱性磷酸酶   D. 肌酸激酶

E. γ－谷氨酰转移酶

二、配伍选择题（每题1分，共60题，共60分）题目分为若干组，每组题目对应同一组备选项，备选项可重复选用，也可不选用。每题只有1个备选项最符合题意。

A. 普鲁卡因胺   B. 普罗帕酮
C. 美西律   D. 奎尼丁
E. 胺碘酮

41. 适用于室上性和室性心律失常的治疗，可用于器质性心脏病、心功能不全者，促心律失常反应少的药物是( )

42. 典型不良反应为尖端扭转型室速、胃肠道不适、房室结传导加快的药物是( )

43. 用于室上性和室性心律失常的治疗，也用于预激综合征房颤合并快速心率，或鉴别不清室性或室上性来源的宽QRS心动过速的药物是( )

44. 用于室性期前收缩及室性心动过速、心室纤颤及急性心肌梗死或洋地黄所致心律失常的药物是( )

45. 典型不良反应为室速、充血性心力衰竭、房室结传导加快（转变成房扑）的药物是( )

A. 噻替哌   B. 司莫司汀
C. 替莫唑胺 D. 罗格列酮
E. 顺铂

46. 对酸不稳定，不能口服，且在胃肠道中吸收较差，必须静脉或肌内注射的药是( )

47. 用于多形性胶质母细胞瘤或间变性星形细胞瘤的是( )

48. 进行化疗时，应避免同时联合其他对骨髓功能抑制较强的药物的是( )

49. 与氯霉素、呋塞米或依他尼酸合用，可增加其耳毒性的药物是( )

A. 伊立替康   B. 司莫司汀
C. 依托泊苷   D. 博来霉素
E. 丝裂霉素

50. 与他莫昔芬合用，可增加溶血性尿毒症发生危险的药物是( )

51. 对于非霍奇金淋巴瘤，与长春新碱联合使用可发生急性可逆性肺部反应风险增大的药物是( )

A. 氟尿嘧啶   B. 甲氨蝶呤
C. 氨苯蝶啶   D. 乙胺嘧啶
E. 吉西他滨

52. 用药期间不宜饮酒或同用阿司匹林类药的药物是( )
53. 与具有抗叶酸作用的氨苯蝶啶、乙胺嘧啶等药物同用,可使其毒副作用增加的抗叶酸类抗肿瘤药是( )

    A. 多烯类抗真菌药 B. 三唑类抗真菌药
    C. 丙烯胺类抗真菌药 D. 棘白菌素类抗真菌药
    E. 其他抗真菌药

54. 伊曲康唑属于( )
55. 两性霉素B属于( )
56. 卡泊芬净属于( )
57. 特比萘芬属于( )
58. 氟胞嘧啶属于( )

    A. 苯甲酸钠咖啡因 B. 曲马多
    C. 阿托品 D. 氟马西尼
    E. 嗅吡斯

59. 阿片类镇痛药与( )合用,不仅能加重便秘,还可增加麻痹性肠梗阻和尿潴留危险。
60. 与单胺氧化酶抑制药合用,可引起躁狂、昏迷、惊厥,甚至严重的呼吸抑制导致死亡的药物是( )

    A. 阿利克仑(阿利吉仑) B. 氨氯地平
    C. 卡托普利 D. 硝普钠
    E. 甲基多巴

61. 可能引起持续性干咳的抗高血压药是( )
62. 嗜铬细胞瘤、冠心病、溶血性贫血、有抑郁病史、肝肾功能不全者慎用的抗高血压药是( )
63. 肾功能不全而应用( )超过42～72小时者,每日须测定血浆中氰化物或硫氰酸盐,保持硫氰酸盐不超过100μg/mL。

    A. 维生素B_1 B. 维生素B_2
    C. 维生素B_{12} D. 依诺肝素
    E. 酚磺乙胺

64. ( )与抗酸药碳酸氢钠、枸橼酸钠等合用,可使维生素发生变质和破坏。
65. ( )与甲状腺素、促胃肠动力药甲氧氯普胺合用,可减少维生素的吸收。

    A. 头孢噻肟 B. 头孢哌酮
    C. 头孢唑林 D. 头孢曲松

E. 头孢美唑

66. 属于第一代头孢菌素，可用于围术期预防感染的抗菌药物是( )
67. 属于第三代头孢菌素，常规每日给药1次的抗菌药物是( )

  A. 唑来膦酸   B. 依替膦酸二钠
  C. 帕米膦酸二钠   D. 阿仑膦酸钠
  E. 依降钙素

68. 具有双向作用，小剂时抑制骨吸收，大剂量时抑制骨形成的药物是( )
69. 主要作用为抑制骨吸收，诱导破骨细胞凋亡，还可通过与骨的结合阻断破骨细胞对矿化骨和软骨吸收的药物是( )
70. 属于第二代钙代谢调节药，对磷酸钙有很强的亲和性的药物是( )
71. 属于第三代氨基二膦酸盐类骨代谢调节药，并且没有骨矿化抑制作用的药物是( )

  A. 甲巯咪唑   B. 甲泼尼龙
  C. 泼尼松   D. 双膦酸盐
  E. 左旋咪唑

72. 用于器官移植的抗排异反应的药物是( )
73. 用于治疗结缔组织病、系统性红斑狼疮、严重的支气管哮喘、皮肌炎、血管炎等过敏性疾病的是( )
74. 用于甲状腺危象治疗的是( )
75. 用于治疗高钙血症时，应注意补充液体，使一日尿量达2000mL以上的是( )

  A. 别嘌醇   B. 苯溴马隆
  C. 秋水仙碱   D. 非布司他
  E. 水杨酸钠

76. 痛风性关节炎急性发作期常用的治疗药物是( )
77. 反复发作或慢性痛风者常用的治疗药物是( )
78. 痛风性关节炎非急性发作期常用的治疗药物是( )
79. 适用于痛风患者高尿酸血症的长期治疗的药物是( )

  A. 速效胰岛素类似物   B. 短效胰岛素
  C. 中效胰岛素   D. 长效胰岛素
  E. 超长效胰岛素

80. 甘精胰岛素属于( )
81. 门冬胰岛素属于( )
82. 赖脯胰岛素属于( )
83. 地特胰岛素属于( )

A. 依折麦布 B. 非诺贝特
C. 辛伐他汀 D. 氟伐他汀
E. 瑞舒伐他汀

84. 患者，男，65岁。体检结果：三酰甘油（TG）3.20mmol/L（正常参考范围0.56~1.70mmol/L），低密度脂蛋白胆固醇（LDL-C）2.6mmol/L（正常参考范围2.1~3.1mmol/L），高密度脂蛋白胆固醇（HDL-C）1.23mmol/L（正常参考范围1.03~2.07mmol/L），宜选用的调血脂药是（   ）

85. 患者，男，60岁。入院诊断为高胆固醇血症、支原体肺炎。医师拟选用克拉霉素治疗支原体肺炎，同时需进行调血脂治疗，不宜与克拉霉素合用的调血脂药是（   ）

86. 患者，女，55岁。经皮冠状动脉介入治疗（PCI）术后一直服用他汀类药物，但是低密度脂蛋白胆固醇（LDL-C）未达标，医师增加了他汀类药物的剂量后，患者的ALT升至120U/L，故医师拟恢复原他汀药物的剂量，并联用其他调血脂药，该患者宜联用的药物是（   ）

A. 孟鲁司特 B. 氟替卡松
C. 噻托溴铵 D. 布地奈德
E. 多索茶碱

87. 属于白三烯受体阻断剂的平喘药是（   ）
88. 属于M胆碱受体阻断剂的平喘药是（   ）

A. 灰黄霉素 B. 氟胞嘧啶
C. 两性霉素B D. 卡泊芬净
E. 氟康唑

89. 为降低肾毒性而制成脂质体剂型的抗真菌药物是（   ）
90. 极易产生耐药性，不能单独使用的抗真菌药物是（   ）

A. 酚妥拉明 B. 度他醇胺
C. 普适泰 D. 特拉唑嗪
E. 肾上腺素

91. 属于α₁受体阻断药的抗良性前列腺增生症的药品是（   ）
92. 属于5α受体还原酶抑制剂的抗良性前列腺增生症的药品是（   ）

A. 左炔诺孕酮片 B. 复方庚酸炔诺酮注射液
C. 去氧孕烯炔雌醇片 D. 米非司酮片
E. 双炔失碳酯肠溶片

93. 一次用药可避孕1个月经周期的药物是（   ）
94. 在其他避孕方法偶然失误时，可选用的紧急避孕药是（   ）
95. 某育龄妇女停经45天，经诊断已经且其意愿为终止妊娠，医生开具的与前列腺素

类药物序贯使用的药物是(　　)

A. 氟他胺　　　　　　　　　B. 炔雌醇
C. 阿那曲唑　　　　　　　　D. 他莫昔芬
E. 丙酸睾酮

96. 属于抗雌激素的肿瘤药是(　　)
97. 属于抗雄激素的肿瘤药是(　　)
98. 属于芳香酶制剂的抗肿瘤药是(　　)

A. 右美沙芬　　　　　　　　B. 氯化铵
C. 可待因　　　　　　　　　D. 苯丙哌林
E. 羧甲司坦

99. 具有成瘾性的中枢性镇咳药是(　　)
100. 没有成瘾性，兼有中枢和外周镇咳作用的药品是(　　)

三、综合分析选择题（每题1分，共10题，共10分）题目分为若干组，每组题目基于同一个临床情景病例、实例或案例的背景信息逐题展开。每题的备选项中，只有1个最符合题意。

患者，女，26岁。因心悸、手颤、易饥饿、烦躁易怒前来就诊，实验室检查游离甲状腺素（FT_3、FT_4）增高、促甲状腺素（TSH）降低，诊断为甲状腺功能亢进症。医师处方给予抗甲状腺药治疗。

101. 临床可选用的起效快，代谢慢，维持时间较长的抗甲状腺药是(　　)

A. 卡比马唑　　　　　　　　B. 丙硫氧嘧啶
C. 甲巯咪唑　　　　　　　　D. 碳酸锂
E. 复方碘溶液

102. 目前患者心动过速（115次/分），应考虑联合应用的药物是(　　)

A. 特布他林　　　　　　　　B. 碘化钾
C. 普萘洛尔　　　　　　　　D. 利多卡因
E. 左甲状腺素

103. 患者用药3个月后，实验室检查：胰岛素自身抗体阳性。最可能与此有关的药物是(　　)

A. 普萘洛尔　　　　　　　　B. 丙硫氧嘧啶
C. 甲巯咪唑　　　　　　　　D. 碳酸锂
E. 复方碘溶液

患者，女性，61岁，几天前出现无明显诱因发热，最高39℃，伴寒战；无咳嗽、咳痰。在门诊进行阿莫西林抗感染治疗4日无改善，于是转入院治疗。查体：体温38.8℃，呼吸频率21次，血压110/70mmHg，脉搏110次/分。患者表现为神清、精神差、颈软、咽不红、双扁桃体不大；双肺呼吸音清，无明显干湿啰音。查血常规白细胞$13.4×10^9$/L，中性粒细胞82.1%，胸片、肝肾功能未见明显异常。入院后给予亚胺培南西司他丁0.5g，每6小时一次。

104. 患者使用亚胺培南西司他丁期间的注意事项不包括(　　)
    A. 询问过敏史，使用期间密切关注过敏反应
    B. 有可能引起维生素D缺乏症状
    C. 患过胃肠道疾病尤其是结肠炎的患者慎用
    D. 需关注中枢神经系统不良反应
    E. 不适用于脑膜炎的治疗

105. 经过美罗培南治疗3天后，患者仍有高热、寒战的症状，经CT检查，发现两肺下叶斑片状密度增高影，真菌-β-D-葡聚糖550pg/mL，考虑为真菌感染，加用氟康唑。下列说法不正确的是(　　)
    A. 氟康唑对曲霉菌有效   B. 氟康唑对光滑念珠菌无效
    C. 氟康唑对念珠菌有效   D. 氟康唑抗菌活性强
    E. 氟康唑水溶性好，口服吸收好

106. 下列选项中，氟康唑对(　　)真菌不敏感。
    A. 新型隐球菌   B. 克柔念珠菌
    C. 小孢子菌属   D. 糠秕马拉色菌
    E. 皮炎芽生菌

107. 下列选项中，关于氟康唑的注意事项，叙述不正确的是(　　)
    A. 患者使用氟康唑后不会出现致死性肝毒性
    B. 氟康唑使用过程中肝功能异常的患者，需要密切监测有无更严重的肝损害发生
    C. 如患者的临床症状和体征提示出现了与使用药物相关的肝损害，应停用氟康唑
    D. 氟康唑使用过量可发生幻觉和兴奋性偏执行为
    E. 氟康唑不良反应主要为胃肠道反应

患者，男，66岁。BM 124kg/m²，高血压病史15年，冠心病史3年，目前规律服用阿司匹林、贝那普利、氨氯地平、美托洛尔、阿托伐他汀、螺内酯、呋塞米、单硝酸异山梨酯治疗。患者饮酒饱餐后出现胸闷，心前区疼痛，自服1片硝酸甘油不能缓解，来急诊科就诊。查体：血压163/83mmHg，心率80次/分。临床诊断为：①心绞痛急性发作；②心功能不全、心功能Ⅲ级；③高血压病3级；④高脂血症。

108. 该患者自述服用硝酸甘油无效，可能的原因不包括(　　)
    A. 贝那普利、阿托伐他汀等拮抗硝酸甘油的疗效
    B. 硝酸甘油片被吞服，而不是舌下含服
    C. 硝酸甘油片已经过期
    D. 硝酸甘油片单次剂量不足，次数不足
    E. 硝酸甘油片未密闭遮光保存，药品变质失效

109. 该患者的治疗药物中，可抑制心肌重构，改善左室功能的药物是(　　)

A. 氨氯地平	B. 美托洛尔
C. 阿托伐他汀	D. 呋塞米
E. 单硝酸异山梨酯

110. 能够改善该患者体液潴留的药物是(　　)
A. 氨氯地平	B. 阿托伐他汀
C. 呋塞米	D. 贝那普利
E. 美托洛尔

四、多项选择题（每题1分，共10题，共10分）下列每小题的备选答案中，有两个或两个以上符合题意的正确答案，多选、少选、错选、不选均不得分。

111. 单硝酸异山梨酯的适应证包括(　　)
A. 冠心病的长期治疗
B. 心绞痛的预防
C. 心肌梗死后持续心绞痛的治疗
D. 与洋地黄、利尿剂联合治疗慢性心功能衰竭
E. 充血性心力衰竭的治疗

112. 选择性阻断 β_1 肾上腺素受体的药物有(　　)
A. 阿替洛尔	B. 吲哚洛尔
C. 拉贝洛尔	D. 美托洛尔
E. 比索洛尔

113. 关于磺酰脲类降糖药的分类及临床应用的说法，正确的有(　　)
A. 格列吡嗪、格列本脲为第一代磺酰脲类药物
B. 最常见的不良反应为低血糖
C. 禁用于1型糖尿病患者
D. 轻中度肾功能不全者可选用格列喹酮
E. 可用于控制应激状态如发热、感染和外科手术时的高血糖

114. 奎尼丁的典型不良反应有(　　)
A. 尖端扭转型室速	B. 胃肠道不适
C. 房室结传导加快	D. 狼疮样综合征
E. 充血性心力衰竭

115. 中/长链脂肪乳注射液临床应用禁忌有(　　)
A. 严重高脂血症者	B. 严重凝血功能异常者
C. 存在失代偿性心功能不全者	D. 严重脓毒症者
E. 急性休克者

116. 地屈孕酮的适应证包括(　　)
A. 子宫内膜异位症	B. 功能失调性子宫出血
C. 经前期紧张综合征	D. 孕激素缺乏所致先兆流产

E. 黄体功能不全所致不孕症

117. 下列避孕药中，属于短效口服避孕药的有（　　）
    A. 羟孕酮
    B. 孕二烯酮
    C. 去氧孕烯
    D. 左炔诺孕酮
    E. 庚酸炔诺酮

118. 莫西沙星可能导致的严重不良反应有（　　）
    A. 肌腱撕裂、肌腱炎
    B. 视网膜脱落
    C. 尖端扭转性室性心动过速
    D. 外源性过敏性肺泡炎
    E. 肾衰竭

119. （　　）等与利尿剂如呋塞米合用时，可加重肾功能损害。
    A. 头孢美唑
    B. 头孢西丁
    C. 头孢米诺
    D. 美罗培南
    E. 拉氧头孢

120. （　　）可抑制肝药酶，与卡马西平、丙戊酸等合用，可增加上述药的血浆浓度。
    A. 红霉素
    B. 红霉素酯化物
    C. 克拉霉素
    D. 阿奇霉素
    E. 米诺环素

模拟试卷（三）参考答案及解析

一、最佳选择题

1. 【试题答案】　A

【试题解析】本题考查要点是"青光眼用药"。青光眼涉及的用药包括如下几类：①拟胆碱药，选择性直接作用于 M 胆碱受体，引起缩瞳，眼压下降，并有调节痉挛等作用。②β受体阻断剂，减少睫状体的房水生成。③α$_2$受体激动剂，促进房水流出和减少房水生成；碳酸酐酶抑制剂，减少房水生成；前列腺素衍生物，通过影响葡萄膜、巩膜通道促进房水流出。④复方制剂，代表药物有拉坦噻吗、曲伏噻吗、贝美素噻吗洛尔、布林佐胺噻吗洛尔。因此，本题的正确答案为 A。

2. 【试题答案】　C

【试题解析】本题考查要点是"肾素-血管紧张素系统抑制药不良反应"。血管紧张素转化酶抑制剂（ACEI）类药物有卡托普利、福辛普利、贝那普利、依那普利、雷米普利、赖诺普利、培哚普利。ACEI 类药物最常见不良反应为干咳，多见于用药初期，症状较轻者可坚持服药，不能耐受者可改用 ARB 类。因此，本题的正确答案为 C。

3. 【试题答案】　C

【试题解析】本题考查要点是"钙剂典型不良反应"。钙剂典型不良反应：①常见嗳气、便秘、腹部不适等。②偶见高钙血症、碱中毒，大剂量服用或用药过量可出现高钙血症，表现为畏食、恶心、呕吐、便秘、腹痛、肌无力、心律失常。因此，本题的正确答案为 C。

4. 【试题答案】 D

【试题解析】本题考查要点是"散瞳类药物"。散瞳类药物包括不同浓度的阿托品、托吡卡胺、复方托吡卡胺滴眼液等，多用于屈光检查、治疗虹膜－睫状体炎、解除调节痉挛治疗假性近视、治疗恶性青光眼等。因此，本题的正确答案为D。

5. 【试题答案】 B

【试题解析】本题考查要点是"β受体阻断剂"。普萘洛尔与利血平合用，可导致体位性低血压、心动过缓头晕、晕厥。与单胺氧化酶抑制剂合用，可致极度低血压。因此，本题的正确答案为B。

6. 【试题答案】 A

【试题解析】本题考查要点是"溶栓药（溶栓酶）"。阿替普酶十分常见的不良反应是出血，如血管损伤处出血（如血肿）、注射部位处出血、颅内出血、呼吸道出血、胃肠道出血、皮肤瘀斑、泌尿生殖道出血（如血尿、泌尿道的出血）。其他很常见的不良反应有血压下降、再生障碍性缺血/心绞痛、低血压和心力衰竭/肺水肿、再灌注后心律失常。常见不良反应有恶心、呕吐、心脏停搏、心源性休克和再梗死等。因此，本题的正确答案为A。

7. 【试题答案】 D

【试题解析】由于磺胺药可与胆红素竞争在血浆蛋白上的结合部位，而新生儿的乙酰转移酶系统未发育完善，磺胺游离血药浓度增高，以致增加了核黄疸发生的危险性，因此该类药物在新生儿及2个月以下婴儿的应用属禁忌。因此，本题的正确答案为D。

8. 【试题答案】 A

【试题解析】本题考查要点是"阿托品的适应证"。阿托品的适应证：①各种内脏绞痛，如胃肠绞痛及膀胱刺激症状。对胆绞痛、肾绞痛的疗效较差。②全身麻醉前给药，严重盗汗和流涎症。③迷走神经过度兴奋所致的窦房阻滞、房室阻滞等缓慢性的心律失常。④抗休克。⑤解救有机磷酸酯类农药中毒。颠茄的适应证：胃及十二指肠溃疡，胃肠道、肾、胆绞痛等。因此，本题的正确答案为A。

9. 【试题答案】 B

【试题解析】本题考查要点是"胰岛素的典型不良反应"。胰岛素的典型不良反应有低血糖反应，一般于注射后发生，首先出现心慌、出汗，并有面色苍白、饥饿感、虚弱、震颤、反应迟钝、视力或听力异常、意识障碍、头痛、眩晕、抑郁、心悸、言语障碍、运动失调，甚至昏迷。过敏反应表现有荨麻疹、紫癜、低血压、血管神经性水肿、支气管痉挛，甚至过敏性休克或死亡；局部反应表现为注射部位红肿、灼热、瘙痒、皮疹、水疱或皮下硬结。使用纯度不高的动物胰岛素易出现注射部位皮下脂肪萎缩，可能是由于胰岛素中的大分子物质产生的免疫刺激引起的一种过敏反应。改用高纯度人胰岛素后可使局部脂肪萎缩恢复正常。因此，本题的正确答案为B。

10. 【试题答案】 B

【试题解析】本题考查要点是"抗痛风药"。别嘌醇用于血尿酸和24小时尿尿酸过多，或有痛风石、泌尿系结石及不宜用促尿酸排出药者。因此，本题的正确答案为B。

11.【试题答案】 B

【试题解析】本题考查要点是"干扰转录过程和阻止RNA合成的药物（作用于核酸转录药物）"。多柔比星与柔红霉素、长春新碱和放线菌素D呈现交叉耐药性；与甲氨蝶呤、氟尿嘧啶、阿糖胞苷、氮芥、丝裂霉素、博来霉素、环磷酰胺以及亚硝脲等则不呈现交叉耐药性，且与环磷酰胺、氟尿嘧啶、甲氨蝶呤、达卡巴嗪、顺铂、亚硝脲类药物合用具有良好的协同作用。因此，本题的正确答案为B。

12.【试题答案】 B

【试题解析】本题考查要点是"喹诺酮类抗菌药物"。环丙沙星对需氧革兰阴性杆菌抗菌活性尤其高，对下列细菌具良好体外抗菌作用：肠杆菌科细菌，包括柠檬酸杆菌属、阴沟肠杆菌、产气肠杆菌、大肠埃希菌、克雷伯菌属、变形杆菌属、沙门菌属、志贺菌、弧菌属、耶尔森菌等。对产酶流感嗜血杆菌和莫拉菌属均有高度抗菌活性。本品对铜绿假单胞菌属的大多数菌株具良好抗菌作用，对甲氧西林敏感葡萄球菌具抗菌活性，对肺炎链球菌、溶血性链球菌和粪肠球菌仅具中等抗菌活性。本品尚对沙眼衣原体、支原体、军团菌有良好抗微生物作用，对结核分枝杆菌和非典型分枝杆菌亦有抗菌活性。本品对厌氧菌抗菌作用差。近年来细菌对喹诺酮类耐药性明显增高，尤以大肠埃希菌为著，耐药率可达50%以上。不同喹诺酮类品种间呈交叉耐药。因此，本题的正确答案为B。

13.【试题答案】 D

【试题解析】本题考查要点是"吡咯类药物"。氟康唑具广谱抗菌作用，对多数新型隐球菌分离株具抗菌作用；通常对念珠菌属中的白念珠菌、热带念珠菌和近平滑念珠菌具抗菌作用。因此，本题的正确答案为D。

14.【试题答案】 B

【试题解析】本题考查要点是"皮肤寄生虫与感染治疗药"。常见的治疗疥疮药物有林旦、克罗米通、苯甲酸苄酯、硫黄。因此，本题的正确答案为B。

15.【试题答案】 D

【试题解析】本题考查要点是"抗真菌药"。棘白菌素类抗真菌药如卡泊芬净、米卡芬净、阿尼芬净，具广谱抗真菌活性，对耐氟康唑及两性霉素B的念珠菌属、曲霉属、组织胞浆菌属、芽生菌属、球孢子菌属等均具较好的活性，但对隐球菌作用差。因此，本题的正确答案为D。

16.【试题答案】 E

【试题解析】本题考查要点是"高三尖杉酯碱的作用特点"。三尖杉酯碱和高三尖杉酯碱是从三尖杉属植物的枝、叶和树皮中提取的生物碱，可抑制蛋白质合成的起始阶段，并使核糖体分解，释出新生肽链，但对mRNA或tRNA与核糖体的结合无抑制作用，属细胞周期非特异性药物，对S期细胞作用明显。因此，本题的正确答案为E。

17.【试题答案】 A

【试题解析】本题考查要点是"抗心律失常药的分类"。作用于钠通道的药物（第Ⅰ类）可以细分为三类，属于Ⅰa类的奎尼丁、普鲁卡因胺，属于Ⅰb类的利多卡因、苯妥英钠、美西律和属于 Ic 类的普罗帕酮和氟卡尼等。因此，本题的正确答案为 A。

18. 【试题答案】　A

【试题解析】本题考查要点是"鼻黏膜保护药"。复方薄荷脑滴鼻液（薄荷与樟脑等配成液体石蜡溶液）有抑菌、抑制痛觉神经和刺激腺体分泌作用。因此，本题的正确答案为 A。

19. 【试题答案】　A

【试题解析】本题考查要点是"抗早产药"。利托君为肾上腺素 β_2 受体激动剂，可激动子宫平滑肌中的 β_2 受体，抑制子宫平滑肌的收缩频率和强度，减少子宫的活动而延长妊娠期。同时由于其可使腺苷酸环化酶的活性增强（cAMP 增多）而产生保胎作用。因此，本题的正确答案为 A。

20. 【试题答案】　A

【试题解析】奥司他韦用于防治流感，在流感症状开始（理想状态为 36 小时内）就应开始治疗。因此，本题的正确答案为 A。

21. 【试题答案】　C

【试题解析】本题考查要点是"止泻药"。一般情况下，由于抑制肠蠕动可能导致肠梗阻、巨结肠和中毒性巨结肠时，不应使用洛哌丁胺。如发生便秘、腹胀和肠梗阻，应立即停用洛哌丁胺。盐酸洛哌丁胺胶囊禁用于 2 岁以下的患儿。因此，本题的正确答案为 C。

22. 【试题答案】　A

【试题解析】本题考查要点是"奎尼丁的临床用药评价"。奎尼丁主要用于房颤与心房扑动（房扑）的复律、复律后窦性节律的维持和危及生命的室性心律失常。因此，本题的正确答案为 A。

23. 【试题答案】　B

【试题解析】本题考查要点是"血小板糖蛋白（GP）Ⅱb/Ⅲa 受体阻断剂"。血小板糖蛋白（GP）Ⅱb/Ⅲa 受体阻断剂与纤维蛋白原的结合，是多种血小板激活剂导致血小板聚集过程中的最后共同途径。GPⅡb/Ⅲa 拮抗剂通过与 GPⅡb/Ⅲa 受体结合，抑制血小板聚集，是目前最强的抗血小板药物。GPⅡb/Ⅲa 拮抗剂根据化学结构不同可分为三类：①单克隆抗体，Ab－ciximab（阿昔单抗，国内未上市）。②肽类抑制剂，Eptifibatide（依替巴肽）。③非肽类抑制剂，Tirofiban（替罗非班）。因此，本题的正确答案为 B。

24. 【试题答案】　C

【试题解析】本题考查要点是"螺内酯的禁忌"。螺内酯禁用于高钾血症、严重肝肾功能不全者。因此，本题的正确答案为 C。

25. 【试题答案】　E

【试题解析】本题考查要点是"氟喹诺酮类抗菌药物"。喹诺酮类抗菌药物常见胃肠道反应（3%～4%）：恶心、呕吐、不适、疼痛等；中枢神经系统症状（2%）：头痛、头晕、睡眠不良等，并可致精神症状；过敏反应（0.5%～1.0%）：皮疹、瘙痒、颜面或皮肤潮红等；视觉紊乱：双视、色视；光敏反应：Stevens－Johnson 及 Lyell 综合征；肝肾损害：有

0.8%~4.3%患者可出现肝肾损害。因此，本题的正确答案为E。

26.【试题答案】　D

【试题解析】本题考查要点是"乳酸钠适应证"。乳酸钠用于代谢性酸中毒，碱化体液或尿液；用于高钾血症或普鲁卡因胺引起的心律失常伴有酸血症者。因此，本题的正确答案为D。

27.【试题答案】　A

【试题解析】本题考查要点是"β-内酰胺类抗菌药物"。氨曲南具有低毒、与青霉素类及头孢菌素类无交叉过敏等优点，故可用于对青霉素类、头孢菌素类过敏的患者。氨曲南在结构上与头孢他啶有相似之处，因此对头孢他啶严重过敏者应谨慎使用。氨曲南不能渗入脑脊液，不能用于治疗脑膜炎。因此，本题的正确答案为A。

28.【试题答案】　D

【试题解析】本题考查要点是"万古霉素"。万古霉素的适应证：①耐药革兰阳性菌所致严重感染，特别是甲氧西林耐药葡萄球菌属（MRSA及MRCNS）、肠球菌属及青霉素耐药肺炎链球菌所致败血症、心内膜炎、脑膜炎、肺炎、骨髓炎等；②中性粒细胞减少或缺乏症合并革兰阳性菌感染患者；③青霉素过敏或经其他抗生素治疗无效的严重革兰阳性菌感染患者；④口服万古霉素可用于经甲硝唑治疗无效的艰难梭菌所致假膜性肠炎患者。因此，本题的正确答案为D。

29.【试题答案】　D

【试题解析】本题考查要点是"普通肝素和低分子肝素的优缺点"。低分子肝素皮下给药时，生物利用度高于普通肝素，接近100%，选项A正确。肝素起效和失效快，可根据需要更加灵活地调整剂量或停药，选项B正确。低分子肝素抗凝作用持续时间较长，因此可以一日仅给药1次或2次，且可在门诊给药，选项C正确。低分子肝素硫酸鱼精蛋白不太容易使LMWH失活，选项D错误。与普通肝素相比，低分子肝素给药相对容易且不会通过胎盘，因此其为妊娠期首选的抗凝药，选项E正确。因此，本题的正确答案为D。

30.【试题答案】　A

【试题解析】本题考查要点是"硝基呋喃类抗菌药物的不良反应"。呋喃妥因的不良反应以消化道反应最为常见，表现为恶心、呕吐、纳差和腹泻等。偶见伴随急性肺部症状的高敏反应：发热、咳嗽；伴有浸润和嗜酸粒细胞增多的呼吸困难，可在服药后几小时内或几周内发生；狼疮样反应；皮疹。长期使用导致肺纤维化。因此，本题的正确答案为A。

31.【试题答案】　C

【试题解析】本题考查要点是"成人口服甲硝唑的用法与用量"。甲硝唑成人口服常用剂量：①敏感的厌氧菌感染：口服或静脉给药，1次7.5mg/kg，每6~8小时给药1次。②难辨梭状芽孢杆菌引起的肠炎：口服给药，1次500mg，1日4次，治疗10~14日。③细菌性阴道病：口服，1次500mg，1日2次，治疗7日。④滴虫病：单剂量2g顿服或口服给药，1次500mg，1日2次，治疗7日。⑤阿米巴病：口服给药，1次750mg，每8小时给药1次，治疗5~10日。⑥贾第虫病：口服给药，1次400mg，每8小时给药1次，治疗5~10日。因此，本题的正确答案为C。

32.【试题答案】 E

【试题解析】本题考查要点是"磺胺嘧啶的适应证"。磺胺嘧啶的临床适应证同磺胺甲噁唑。由于中国奈瑟球菌脑膜炎的病原菌多为 A 组，大多对本品敏感，脑脊液内药物浓度又高，故可作为治疗普通型奈瑟球菌脑膜炎的选用药物，也可作为易感者的预防用药。本品在尿液中溶解度低，出现结晶尿机会增多，故不推荐用于尿路感染的治疗。因此，本题的正确答案为 E。

33.【试题答案】 E

【试题解析】本题考查要点是"干扰核酸生物合成的药物（抗代谢药）"。甲氨蝶呤临床应用禁忌：对甲氨蝶呤或本品中任一成分有已知过敏症的患者；有严重肝肾功能不全的患者；有酒精中毒或酒精性肝病的患者；有明显的或实验室检查证实的免疫缺陷综合征患者；已存在血液系统损伤的患者，如骨髓发育不全、白细胞计数减少、血小板计数减少或贫血；有严重急性或慢性感染的患者；有消化性溃疡病或溃疡性结肠炎的银屑病患者；甲氨蝶呤治疗过程中不可接种活疫苗；接受中枢神经系统放疗的患者不应同时接受甲氨蝶呤鞘内注射。因此，本题的正确答案为 E。

34.【试题答案】 B

【试题解析】本题考查要点是"丙烯胺类抗真菌药"。丙烯胺类抗真菌药包括萘替芬和特比萘芬，为角鲨烯环氧酶的非竞争性、可逆性抑制剂。因此，本题的正确答案为 B。

35.【试题答案】 B

【试题解析】本题考查要点是"抗真菌药物相互作用"。氟胞嘧啶治疗播散性真菌病时通常与两性霉素 B 联合应用，因单独应用时易致真菌耐药性的发生。因此，本题的正确答案为 B。

36.【试题答案】 A

【考点提示】本题考查要点是"直接影响 DNA 结构和功能的药物"。奥沙利铂引起恶心、呕吐、肾毒性、耳毒性、骨髓抑制均较轻，但神经毒性强。奥沙利铂的神经毒性（包括感觉周围神经病）是剂量依赖性的，累积量超过 $800mg/m^2$ 时，部分患者可导致永久性感觉异常和功能障碍。因此，本题的正确答案为 A。

37.【试题答案】 B

【试题解析】本题考查要点是"丙烯胺类抗皮肤真菌的代表药"。丙烯胺类抗皮肤真菌药包括萘替芬和特比萘芬。选项 A 与选项 C 均属于唑类抗真菌药。选项 D 与选项 E 均属于棘白菌素类抗真菌药。因此，本题的正确答案为 B。

38.【试题答案】 B

【试题解析】本题考查要点是"特比萘芬的临床用途"。特比萘芬临床外用治疗由皮肤癣菌所致的浅表皮肤真菌感染，还可用于头癣、白念珠菌等所致的皮肤念珠菌感染和念珠菌性外阴阴道炎。因此，本题的正确答案为 B。

39.【试题答案】 A

【试题解析】本题考查要点是"酸碱平衡调节药"。乳酸钠临床用于代谢性酸中毒，碱化体液或尿液；用于高钾血症或普鲁卡因胺引起的心律失常伴有酸血症者。因此，本题的正确答案为A。

40.【试题答案】 D

【试题解析】本题考查要点是"他汀类药物"。各种他汀类药物都可能引起肌肉无力、肌肉疼痛、肌酸激酶（CK）值升高或横纹肌溶解等肌病。因此，监测他汀类药物所致肌毒性的临床指标是肌酸激酶（CK）。因此，本题的正确答案为D。

二、配伍选择题

41~45.【试题答案】 E、D、A、C、B

【试题解析】本组题考查要点是"抗心律失常药"。胺碘酮适用于室上性和室性心律失常的治疗，可用于器质性心脏病、心功能不全者，促心律失常反应少。奎尼丁典型不良反应为尖端扭转型室速、胃肠道不适、房室结传导加快。普鲁卡因胺用于室上性和室性心律失常的治疗，也用于预激综合征房颤合并快速心率，或鉴别不清室性或室上性来源的宽QRS心动过速。美西律主要用于室性期前收缩及室性心动过速、心室纤颤及急性心肌梗死或洋地黄所致心律失常，可长期口服。普罗帕酮典型不良反应为室速、充血性心力衰竭、房室结传导加快（转变成房扑）。

46~49.【试题答案】 A、C、B、E

【试题解析】本组题考查要点是"直接影响DNA结构和功能的药物"。噻替哌对酸不稳定，不能口服，且在胃肠道中吸收较差，必须静脉或肌内注射。替莫唑胺主要用于多形性胶质母细胞瘤或间变性星形细胞瘤。选用司莫司汀进行化疗时，应避免同时联合其他对骨髓功能抑制较强的药物。顺铂与氯霉素、呋塞米或依他尼酸合用，可增加本品的耳毒性。

50~51.【试题答案】 E、D

【试题解析】本组题考查要点是"破坏DNA的抗生素类抗肿瘤药"。丝裂霉素与他莫昔芬合用，可增加溶血性尿毒症的发生危险。对于非霍奇金淋巴瘤，用博来霉素与其他细胞毒药物（甲氨蝶呤、多柔比星、环磷酰胺、长春新碱和地塞米松）联合使用可发生急性可逆性肺部反应风险增大，故应谨慎和严密监测。

52~53.【试题答案】 A、B

【试题解析】本组题考查要点是"干扰核酸生物合成的药物（抗代谢药）"。氟尿嘧啶用药期间不宜饮酒或同用阿司匹林类药，以减少消化道出血的可能。甲氨蝶呤为抗叶酸类抗肿瘤药，与具有抗叶酸作用的氨苯蝶啶、乙胺嘧啶等药物同用，可使甲氨蝶呤的毒副作用增加。

54~58.【试题答案】 B、A、D、C、E

【试题解析】本组题考查要点是"抗真菌药、皮肤真菌感染治疗药"。常用抗真菌药可分为：①多烯类，如两性霉素B；②吡咯类，如咪唑类（酮康唑）、三唑类（氟康唑、伏立康唑、泊沙康唑、艾沙康唑、伊曲康唑）等；③棘白菌素类，如卡泊芬净、米卡芬净和阿尼芬净；④其他，如氟胞嘧啶。丙烯胺类抗皮肤真菌药包括萘替芬、特比萘芬。

59~60.【试题答案】 C、B

【试题解析】本组题考查要点是"镇痛药"。阿片类镇痛药与抗胆碱药尤其是阿托品合用，不仅能加重便秘，还可增加麻痹性肠梗阻和尿潴留危险。曲马多与单胺氧化酶抑制药合用，可引起躁狂、昏迷、惊厥，甚至严重的呼吸抑制，导致死亡。

61~63.【试题答案】 C、E、D

【试题解析】本组题考查要点是"抗高血压药"。血管紧张素转化酶抑制剂（ACEI）类抗高血药物（如卡托普利、依那普利、贝那普利等）最常见不良反应为干咳，多见于用药初期，症状较轻者可坚持服药，不能耐受者可改用血管紧张素Ⅱ受体阻断剂（ARB）类。嗜铬细胞瘤、冠心病、溶血性贫血、有抑郁病史、肝肾功能不全者慎用甲基多巴。肾功能不全而应用硝普钠超过48~72小时者，每日须测定血浆中氰化物或硫氰酸盐，保持硫氰酸盐不超过100μg/mL。

64~65.【试题答案】 A、B

【试题解析】本组题考查要点是"维生素"。维生素B_1与抗酸药碳酸氢钠、枸橼酸钠等合用，可使维生素发生变质和破坏。维生素B_2与甲状腺素、促胃肠动力药甲氧氯普胺合用，可减少维生素的吸收。

66~67.【试题答案】 C、D

【试题解析】本组题考查要点是"头孢菌素类抗菌药物分类"。第一代头孢菌素代表药物有头孢唑林、头孢拉定、头孢氨苄、头孢羟氨苄，头孢唑林常用于预防术后切口感染。第三代头孢菌素代表药物有头孢他啶、头孢哌酮、头孢噻肟、头孢曲松（能进入中枢，每天1次给药）、头孢克肟、头孢泊肟酯。

68~71.【试题答案】 B、A、C、D

【试题解析】本组题考查要点是"抑制骨吸收的药"。依替膦酸二钠具有双向作用，小剂量（1日5mg/kg）时抑制骨吸收，大剂量（1日20mg/kg）时抑制骨形成。对体内磷酸钙有较强的亲和力，能抑制人体异常钙化和过量骨吸收，减轻骨痛。唑来膦酸主要作用为抑制骨吸收，诱导破骨细胞凋亡，还可通过与骨的结合阻断破骨细胞对矿化骨和软骨的吸收。帕米膦酸二钠是第二代钙代谢调节药，对磷酸钙有很强的亲和性，能抑制人体异常钙化和过量骨吸收，减轻骨痛，降低血清碱性磷酸酶和尿羟脯氨酸的浓度。阿仑膦酸钠是第三代氨基二膦酸盐类骨代谢调节剂，其抗骨吸收作用较依替膦酸二钠强1000倍，并且没有骨矿化抑制作用。

72~75.【试题答案】 B、C、A、D

【试题解析】本组题考查要点是"内分泌系统疾病用药"。甲泼尼龙的适应证：血管炎，哮喘发作，严重急性感染，防止癌症化疗引起的呕吐，危重型系统性红斑狼疮，重症多肌炎，皮肌炎；用于器官移植的抗排异反应。泼尼松用于治疗结缔组织病、系统性红斑狼疮、严重的支气管哮喘、皮肌炎、血管炎等过敏性疾病，以及急性白血病、恶性淋巴瘤等病症。甲巯咪唑适应证：①用于轻症和不适宜手术或放射性碘治疗者。②用于甲状腺危象的治疗。③用于术前准备，为减少麻醉和术后并发症，防止术后发生甲状腺危象。双膦酸盐用于治疗高钙血症时，应注意补充液体，使一日尿量达2000mL以上。

76~79.【试题答案】 C、A、B、D

【试题解析】本组题考查要点是"抗痛风药"。秋水仙碱用于痛风的急性期、痛风性关节炎急性发作和预防。苯溴马隆适用于原发性和继发性高尿酸血症、各种原因引起的痛风以及痛风性关节炎非急性发作期。别嘌醇适应证：①原发性和继发性高尿酸血症，尤其是尿酸生成过多而引起的高尿酸血症；②反复发作或慢性痛风者；③痛风石；④尿酸性肾结石和（或）尿酸性肾病；⑤有肾功能不全的高尿酸血症。

80~83.【试题答案】 D、A、A、D

【试题解析】本组题考查要点是"胰岛素和胰岛素类似物"。①短效胰岛素：目前主要有动物来源和重组人胰岛素来源两种。外观为无色透明溶液，可在病情紧急情况下静脉输注，又称为普通胰岛素、常规胰岛素、中性胰岛素。②速效胰岛素类似物：利用重组 DNA 技术，通过对人胰岛素的氨基酸序列进行修饰生成的、具有胰岛素功能、可模拟正常胰岛素分泌时相和作用的一类物质。目前已经用于临床的有门冬胰岛素、赖脯胰岛素，其优点是和常规胰岛素相比，皮下注射吸收较人胰岛素快，起效迅速，持续时间短，能更加有效地控制餐后血糖。此外，用药时间较短效胰岛素灵活，即便是临近餐前或餐后立刻给药也可以迅速达到有效的降血糖效果。③长效胰岛素：常见的有低精蛋白锌胰岛素、精蛋白锌胰岛素。甘精胰岛素和地特胰岛素利用重组 DNA 技术延长了胰岛素的治疗时效。长效胰岛素及长效胰岛素类似物降低血糖的时效性长，适用于做基础胰岛素，维持基础血糖的稳定。④预混胰岛素：即"双时相胰岛素"，是指含有两种不同时效的胰岛素混合物，可同时具有短效和长效胰岛素的作用。

84~86.【试题答案】 B、C、A

【试题解析】本组题考查要点是"调节血脂药"。主要降三酰甘油的药物是贝丁酸类药（非诺贝特、吉非贝齐）。克拉霉素是肝药酶抑制剂，抑制 CYP3A4，辛伐他汀经过 CYP3A4 代谢，导致浓度升高，不良反应增加。依折麦布用于原发性高胆固醇血症、纯合子家族性高胆固醇血症、纯合子谷甾醇血症。患者的 ALT 升至 120U/L 需要停止他汀类药物，选项中能降低低密度脂蛋白的只有依折麦布。

87~88.【试题答案】 A、C

【试题解析】本组题考查要点是"平喘药"。白三烯调节剂代表药物为孟鲁司特。M 胆碱受体阻断剂代表药物为异丙托溴铵、噻托溴铵。

89~90.【试题答案】 C、B

【试题解析】本组题考查要点是"抗真菌药"。两性霉素 B 需缓慢避光静脉滴注，每次滴注时间需 6 小时或更长，制成脂质体剂型可降低肾毒性。氟胞嘧啶治疗播散性真菌病时通常与两性霉素 B 联合应用，因单独应用时易致真菌耐药性的发生。

91~92.【试题答案】 D、B

【试题解析】本组题考查要点是"抗前列腺增生症药"。目前使用的第二代 α_1 受体阻断药有特拉唑嗪、多沙唑嗪和阿夫唑嗪。5α 还原酶抑制剂有非那雄胺、度他雄胺和依立雄胺。

93~95.【试题答案】 B、A、D

【试题解析】本组题考查要点是"女性避孕药"。复方己酸羟孕酮注射液、复方庚酸炔诺酮注射液均为每月一次的避孕药。左炔诺孕酮单方制剂用作紧急避孕药，即在无防护措施或其他避孕方法偶然失误时使用。米非司酮与前列腺素药物序贯合并使用，可用于终止停经

49 日内的妊娠。

96～98.【试题答案】　D、A、C

【试题解析】本组题考查要点是"调解体内激素平衡的药物"。抗雌激素类药分为雌激素受体阻断剂和芳香氨酶抑制剂。雌激素受体阻断剂主要包括他莫昔芬和托瑞米芬。抗雄激素类药的代表药为氟他胺。该药是一种非甾体的雄激素拮抗剂，适用于晚期前列腺癌患者。芳香氨酶抑制剂主要包括来曲唑和阿那曲唑。

99～100.【试题答案】　C、D

【试题解析】本组题考查要点是"镇咳药"。中枢性镇咳药（可待因、福尔可定、喷托维林、右美沙芬）重复使用可产生耐药性，久用有成瘾性，常用量所引起的依赖性比吗啡类药物弱。苯丙哌林兼具中枢性及外周性镇咳作用，并具有罂粟碱样平滑肌解痉作用。

三、综合分析选择题

101.【试题答案】　C

【试题解析】本题考查要点是"甲状腺激素类药和抗甲状腺药"。甲巯咪唑服后由胃肠道迅速吸收，吸收率70%～80%，广泛分布于全身，但浓集于甲状腺，在血液中不与蛋白质结合，$t_{1/2}$约为3小时，其生物学效应能持续相当长时间。甲巯咪唑及其代谢物75%～80%经尿液排泄，易通过胎盘屏障并能经乳汁分泌。甲巯咪唑作用较丙硫氧嘧啶强，且奏效快而代谢慢，维持时间较长。因此，本题的正确答案为C。

102.【试题答案】　C

【试题解析】本题考查要点是"抗高血压药"。普萘洛尔可用于控制甲状腺功能亢进症的心率过快，也可用于治疗甲状腺危象。因此，本题的正确答案为C。

103.【试题答案】　C

【试题解析】本题考查要点是"甲状腺激素类药和抗甲状腺药"。甲巯咪唑可引起胰岛素自身免疫综合征，诱发产生胰岛素自身抗体，因分泌的胰岛素与胰岛素自身抗体结合不能发挥其生理作用，于是血糖升高进一步刺激胰岛细胞分泌胰岛素，胰岛素又继续与抗体相结合，使血清中有大量与胰岛素自身抗体结合的胰岛素，但与抗体结合的胰岛素极易解离，在进食后血糖高峰过后，胰岛素逐渐解离，而导致高游离胰岛素血症诱发低血糖反应。因此，本题的正确答案为C。

104.【试题答案】　B

【试题解析】本题考查要点是"亚胺培南西司他丁的临床应用注意事项"。对青霉素类及头孢菌素类过敏者可能对亚胺培南产生交叉过敏反应，因此在应用亚胺培南西司他丁前须仔细询问患者对青霉素类、头孢菌素类及其他β-内酰胺类药物的过敏史，有过敏性休克史者禁用亚胺培南西司他丁；如过敏反应不属过敏性休克，而患者又有明确指征需用亚胺培南西司他丁时，可在严密观察下慎用。由于亚胺培南西司他丁可致抽搐、肌阵挛等中枢神经系统不良反应，在使用剂量超过推荐剂量、有癫痫等中枢神经系统基础疾病、原有肾功能损害但未减量应用的情况下尤易发生。因此，原有中枢神经系统疾病患者宜避免应用；确有指征需要使用时，应在严密观察下慎用。肾功能减退者需根据其内生肌酐清除率减量应用。亚胺培南西司他丁的不良反应：①本品静脉滴注过快可出现头晕、出汗、全身乏力、恶心、呕吐等反应，此时需减慢滴注速度，如减慢滴注速度后症状仍不消失，则需停用本品。②中枢神经系统不良反应如头晕、抽搐、肌阵挛及精神症状。据报道抽搐的发生率为1.5%～2%，主要发生于亚胺培南一日用量2g以上，既往有抽搐病史及肾功能减退者。当出现抽搐等中枢神经系统症状时需停用亚胺培南并给予抗惊厥药物如苯妥英或地西泮治疗。③二重感染如假膜性肠炎、口腔白色念珠菌感染。假膜性结肠炎患者可出现严重腹痛、腹部痉挛、严重腹泻伴水样便或血便及发热。④其他：如皮疹、皮肤瘙痒、发热等过敏反应；血栓性静脉炎，注射部位疼痛；恶心、呕吐、腹泻等胃肠道反应亦较多见。⑤血清丙氨酸氨基转移酶（ALT）、天门冬氨酸氨基转移酶（AST）、碱性磷酸酶、乳酸脱氢酶、胆红素、尿素氮、肌酐等一过性上升。患者使用亚胺培南西司他丁期间的注意事项不包括选项B。因此，本题的正确答案为B。

105.【试题答案】 A

【试题解析】本题考查要点是"氟康唑的临床应用"。氟康唑具广谱抗菌作用，对多数新型隐球菌分离株具抗菌作用；通常对念珠菌属中的白念珠菌、热带念珠菌和近平滑念珠菌具抗菌作用，对吉列蒙念珠菌作用较弱，光滑念珠菌对本品呈剂量依赖性敏感，克柔念珠菌通常耐药；曲霉属对本品耐药。因此，选项A的叙述不正确。氟康唑抗真菌谱广，体内分布好，胃肠道反应少，肝毒性少。因此，本题的正确答案为A。

106.【试题答案】 B

【试题解析】本题考查要点是"氟康唑的抗菌谱"。参见上一题解析。因此，本题的正确答案为B。

107.【试题答案】 A

【试题解析】本题考查要点是"氟康唑的注意事项"。氟康唑不良反应主要为胃肠道反应。偶有患者使用氟康唑后出现严重肝毒性，包括致死性肝毒性，主要发生在有严重基础疾病或情况者。尚未观察到肝毒性与每日剂量、疗程、性别和年龄有关。停用本品后，肝毒性通常为可逆性。氟康唑使用过程中肝功能异常的患者，应密切监测有无更严重的肝损害发生。如患者的临床症状和体征提示出现了与使用药物相关的肝损害，应停用氟康唑。氟康唑过量可发生幻觉和兴奋性偏执行为，可予以洗胃、利尿及支持对症处理。因此，本题的正确答案为A。

108.【试题答案】 A

【试题解析】本题考查要点是"抗心绞痛药"。普利类和他汀类药物对硝酸甘油无影响，均是心脑血管保护药物。因此，本题的正确答案为A。

109.【试题答案】 A

【试题解析】本题考查要点是"抗高血压药"。β受体阻断剂可抑制心肌重构，改善临床左室功能，进一步降低总死亡率、降低心脏猝死率。因此，所有慢性收缩性心力衰竭、心功能Ⅰ～Ⅲ级的患者都必须使用。因此，本题的正确答案为A。

110.【试题答案】 C

【试题解析】本题考查要点是"利尿药"。呋塞米、托拉塞米、布美他尼作为一类强效利尿药适用于大部分心力衰竭患者，特别适用于有明显液体潴留或伴肾功能受损的患者。因此，本题的正确答案为 C。

四、多项选择题

111.【试题答案】　ABCD

【试题解析】本题考查要点是"抗心绞痛药"。单硝酸异山梨酯用于冠心病的长期治疗、心绞痛的预防、心肌梗死后持续心绞痛的治疗，与洋地黄、利尿剂联合治疗慢性心功能衰竭。因此，本题的正确答案为 ABCD。

112.【试题答案】　ADE

【试题解析】本题考查要点是"β受体阻断剂的分类"。选择性 $β_1$ 受体阻断剂，如比索洛尔、美托洛尔和阿替洛尔。因此，本题的正确答案为 ADE。

113.【试题答案】　BCD

【试题解析】本题考查要点是"降血糖药物"。①格列吡嗪、格列本脲、格列齐特及格列美脲是第二代磺酰脲类药物。②磺酰脲类药如使用不当可致低血糖。③对轻中度肾功能不全者，宜选用格列喹酮。④应激状态如发热昏迷、感染和外科手术时，口服降糖药必须换成胰岛素治疗。因此，本题的正确答案为 BCD。

114.【试题答案】　ABC

【试题解析】本题考查要点是"抗心律失常药"。奎尼丁的典型不良反应为尖端扭转型室速、胃肠道不适、房室结传导加快。因此，本题的正确答案为 ABC。

115.【试题答案】　ABCDE

【试题解析】本题考查要点是"肠外营养药"。中/长链脂肪乳注射液临床应用禁忌：①对本品任何成分或辅料过敏者。②严重高脂血症、严重肝功能不全、严重凝血功能异常、严重肾功能不全、急性休克者。③人体处于不稳定状态者（如严重创伤后状态、失代偿性糖尿病、急性心肌梗死、中风、栓塞、代谢性酸中毒、严重脓毒症、低渗性脱水）。④存在输液禁忌者：急性肺水肿、水潴留、失代偿性心功能不全。因此，本题的正确答案为 ABCDE。

116.【试题答案】　ABCDE

【试题解析】本题考查要点是"女性激素类"。地屈孕酮的适应证：①痛经。②子宫内膜异位症。③继发性闭经。④月经周期不规则。⑤功能失调性子宫出血。⑥经前期紧张综合征。⑦孕激素缺乏所致先兆流产或习惯性流产。⑧黄体功能不全所致不孕症。因此，本题的正确答案为 ABCDE。

117.【试题答案】　BCD

【试题解析】本题考查要点是"女性避孕药"。我国常用的女性避孕药中：①短效口服避孕药有左炔诺孕酮、炔诺酮、甲地孕酮、炔诺孕酮等孕激素，与炔雌醇组成各种复方制剂。去氧孕烯和孕二烯酮无雄激素作用，已被广泛应用。②长效避孕药有羟孕酮、庚酸炔诺酮。因此，本题的正确答案为 BCD。

118. 【试题答案】 ABCDE

【试题解析】 本题考查要点是"莫西沙星的临床应用注意"。莫西沙星严重不良反应有主动脉瘤或夹层、Q-T间期延长（0.1%~1%）、尖端扭转型室性心动过速。皮疹（0.1%~1%）、Stevens-Johnson综合征、中毒性表皮坏死松解症、高血糖症（0.1%~1%）、低血糖、艰难梭菌性腹泻、粒细胞缺乏症、再生障碍性贫血、溶血性贫血、全血细胞减少症、血小板减少症（0.1%~1%）、肝坏死、肝炎、肝衰竭、类过敏反应、超敏反应、重症肌无力、肌腱撕裂、肌腱炎、吉兰-巴利综合征、外周神经病变、假性脑瘤、颅内压升高、癫痫发作、视网膜脱落、肾衰竭（0.1%~1%）、外源性过敏性肺泡炎、血清病。因此，本题的正确答案为ABCDE。

119. 【试题答案】 ACE

【试题解析】 本题考查要点是"其他β-内酰胺类抗菌药物临床用药评价"。头孢美唑、头孢米诺、拉氧头孢等与利尿剂如呋塞米合用时，可加重肾功能损害。所以，选项A、C、E符合题意。头孢西丁、氨曲南等与丙磺舒合用时可延缓前者排泄，导致血浆药物浓度改变。因此，本题的正确答案为ACE。

120. 【试题答案】 ABC

【试题解析】 本题考查要点是"大环内酯类抗菌药物临床用药评价"。红霉素、红霉素酯化物、克拉霉素可抑制肝药酶，与卡马西平、丙戊酸、芬太尼、阿司咪唑、特非那定、西沙必利、环孢素、地高辛、华法林、茶碱类、洛伐他汀、咪达唑仑、三唑仑、麦角胺、双氢麦角胺等合用，可增加上述药的血浆浓度。阿奇霉素可能增强抗凝血药的作用，合并使用时，应严密监测凝血酶原时间。因此，本题的正确答案为ABC。

中药学专业知识（一）

临考冲刺模拟试卷（一）

一、最佳选择题（每题1分，共40题，共40分）下列每小题的四个选项中，只有一项是最符合题意的正确答案，多选、错选或不选均不得分。

1. 清代的本草代表作是（　　）
   A. 《神农本草经》　　B. 《本草经集注》
   C. 《新修本草》　　　D. 《本草纲目》
   E. 《本草纲目拾遗》

2. 某女，年过天命，既面色萎黄、乏力多汗，又带下黄臭，证属气血双亏兼湿热下注，可用（　　）
   A. 补中益气丸加金匮肾气丸　　B. 二妙丸或三妙丸
   C. 白带丸　　　　　　　　　　D. 八珍益母颗粒加白带丸
   E. 妇宁栓

3. 异羟肟酸铁反应通常用于检识（　　）
   A. 三萜　　　B. 生物碱
   C. 香豆素　　D. 皂苷
   E. 黄酮

4. 表示药物软坚散结、泻下通便作用的味是（　　）
   A. 辛　　B. 苦
   C. 酸　　D. 咸
   E. 甘

5. 中药化学成分分离中，属于氢键吸附的吸附剂是（　　）
   A. 活性炭　　B. 聚酰胺
   C. 硅藻土　　D. 氧化铝
   E. 反向硅胶

6. 强心苷元的甾体母核C-17侧链为不饱和内酯环，甲型强心苷元17位侧链为（　　）
   A. 六元不饱和内酯环　　B. 五元不饱和内酯环
   C. 五元饱和内酯环　　　D. 六元饱和内酯环
   E. 七元不饱和内酯环

7. 含不同羟基的黄酮类化合物的酸性强弱顺序为（　　）
   A. 7,4′-二羟基＞7-羟基＞5-羟基＞一般酚羟基
   B. 7,4′-二羟基＞一般酚羟基＞5-羟基＞7-羟基
   C. 7,4′-二羟基＞4′-羟基＞一般酚羟基＞5-羟基

D. 7,4′-二羟基>5-羟基>7-羟基>一般酚羟基

E. 一般酚羟基>7-羟基>5-羟基>7,4′-二羟基

8. 以6年生秋季为适宜采收期的栽培药材是（   ）
   A. 天花粉
   B. 山药
   C. 桔梗
   D. 人参
   E. 太子参

9. 紫外灯下显蓝色荧光的是（   ）
   A. 二萜
   B. 三萜
   C. 多糖
   D. 香豆素
   E. 胆汁酸

10. 水溶性生物碱的雷氏盐沉淀进一步处理脱盐时，常将其先溶解于（   ）
    A. 酸性水
    B. 碱性水
    C. 中性水
    D. 氯仿
    E. 丙酮

11. 产于云南的道地药材是（   ）
    A. 麦冬
    B. 甘草
    C. 木香
    D. 泽泻
    E. 当归

12. 最难于酸催化水解的苷类为（   ）
    A. 五碳糖苷
    B. 甲基五碳糖苷
    C. 七碳糖苷
    D. 六碳醛糖苷
    E. 糖醛酸苷

13. 川乌经炮制，其生物碱类成分结构改变，毒性降低，所发生的化学反应是（   ）
    A. 氧化反应
    B. 还原反应
    C. 水解反应
    D. 聚合反应
    E. 加成反应

14. 具有光化学毒性的中药化学成分类型是（   ）
    A. 多糖
    B. 无机酸
    C. 鞣质
    D. 呋喃香豆素
    E. 五环三萜

15. 某女，40岁，按甘草附子汤的组方取药，药师嘱其所用制附子应先煎，余药共煎。制附子先煎的目的是（   ）
    A. 长时间煎煮可提高乌头碱的溶出量
    B. 制附子中的化学成分水溶性差，需要长时间溶解
    C. 长时间煎煮促使制附子中生物碱与有机酸成盐，有利于溶出
    D. 长时间煎煮会促使制附子中苯甲酸与生物碱结合成酯，有利于吸收
    E. 制附子中的二萜双酯型生物碱有很强的毒性，长时间煎煮可降其毒性

16. 含有强心苷的中药是（   ）

A. 知母 B. 香加皮
C. 白术 D. 淫羊藿
E. 合欢皮

17. 对于蛤粉的说法正确的是（   ）
    A. 刺猬皮的烫炒 B. 鱼胶的烫炒
    C. 去除非药用部位 D. 矫味矫臭
    E. 主要用于烫制阿胶

18. 《中国药典》规定，以总黄酮为含量测定成分的中药是（   ）
    A. 三七 B. 槐花
    C. 五味子 D. 细辛
    E. 天仙子

19. 㷊法炮制苦杏仁可防止苦杏仁苷发生（   ）
    A. 加成反应 B. 消除反应
    C. 甲基化反应 D. 乙酰化反应
    E. 酶水解反应

20. 商陆的性状鉴别特征是（   ）
    A. 云锦状花纹 B. 朱砂点
    C. 罗盘纹 D. 星点
    E. 金井玉栏

21. 除另有规定外，不需进行崩解时限检查的片剂是（   ）
    A. 含片 B. 咀嚼片
    C. 舌下片 D. 肠溶片
    E. 可溶片

22. 药物透皮吸收的主要途径是（   ）
    A. 完整表皮 B. 毛囊
    C. 皮脂腺 D. 汗腺
    E. 血管

23. 除另有规定外，应置凉暗处贮存的制剂是（   ）
    A. 栓剂 B. 乳膏剂
    C. 软膏剂 D. 气雾剂
    E. 喷雾剂

24. 油脂性基质栓应在（   ）分钟内全部融化、软化，或触压时无硬心。
    A. 40 B. 20
    C. 30 D. 10
    E. 60

25. 补中益气丸具有补中益气、升阳举陷的功能，方中君药黄芪宜选用的饮片是（   ）
    A. 生黄芪 B. 酒黄芪
    C. 姜黄芪 D. 炙黄芪

E. 炒黄芪

26. 下软膏基质中，属于水溶性基质的是（　　）
   A. 蜡
   B. 石蜡
   C. 聚乙二醇
   D. 植物油
   E. 氧化植物油

27. 米醋的作用不包括（　　）
   A. 活血散瘀
   B. 理气止痛
   C. 疏肝健脾
   D. 行水解毒
   E. 矫臭矫味

28. 中药的四性不包括（　　）
   A. 寒
   B. 热
   C. 温
   D. 冷
   E. 凉

29. 下列配伍的分类正确的是（　　）
   A. 黄连与木香，相畏配伍
   B. 附子与甘草，相使配伍
   C. 大黄与芒硝，相须配伍
   D. 丁香与郁金，相使配伍
   E. 海藻与甘草，相杀配伍

30. 土炒山药的炮制作用是（　　）
   A. 增强健脾和胃作用
   B. 增强补脾止泻作用
   C. 增强健脾消胀作用
   D. 增强补肾作用
   E. 增强益肺润燥作用

31. 呈不规则长条形或圆形，近边缘处有1条棕黄色隆起的木质部环纹或条纹的饮片是（　　）
   A. 胡黄连
   B. 绵马贯众
   C. 骨碎补
   D. 狗脊
   E. 威灵仙

32. 关于热原的说法，错误的是（　　）
   A. 热原能被强酸或强碱破坏
   B. 临床使用注射器具可能被热原污染
   C. 热原具有水溶性和挥发性，能通过一般滤器
   D. 产生热原反应的最主要致热物质是内毒素
   E. 采用吸附法可除去注射液中的热原

33. 炮制后酸寒之性降低，善于调经止血、柔肝止痛，主治肝郁血虚、胁痛腹痛、月经不调、四肢挛痛的饮片是（　　）
   A. 酒白芍
   B. 米炒白芍
   C. 炒白芍
   D. 土炒白芍
   E. 醋白芍

34. 呈肾型，略扁，表面黑褐色，具有细网状皱纹的药材是（　　）

A. 地肤子 B. 决明子
C. 补骨脂 D. 沙苑子
E. 五味子

35. 《神农本草经》将收载的药物分为（　　）
    A. 上、中、下三品 B. 有毒、无毒两类
    C. 动物、植物两类 D. 草本、木本两类
    E. 生熟两类

36. 川芎主产于（　　）
    A. 白薇 B. 细辛
    C. 牛膝 D. 白术
    E. 天麻

37. 切面淡棕色，略呈角质样而油润，中心维管束木质部较大，黄白色，其外围有多数黄白色状维管束，断续排列成2~4轮的饮片是（　　）
    A. 白薇 B. 细辛
    C. 牛膝 D. 白术
    E. 天麻

38. 茯苓的加工方法是（　　）
    A. 晒干 B. 发汗，阴干
    C. 蒸干 D. 加石灰搅拌后干燥
    E. 煮后晒干

39. 具"白颈"特征的药材是（　　）
    A. 水蛭 B. 地龙
    C. 全蝎 D. 斑蝥
    E. 蛤蚧

40. 中药材产地加工的目的是（　　）
    A. 防止药材变色 B. 促使药材干燥，保证药材质量
    C. 减少药材含水量 D. 保证药材完整
    E. 防止化学成分丢失

二、**配伍选择题**（每题1分，共60题，共60分）题目分为若干组，每组题目对应同一组备选项，备选项可重复选用，也可不选用。每题只有1个备选项最符合题意。

A. 四川 B. 云南
C. 广东 D. 河南
E. 浙江

41. 地黄的道地药材产地是（　　）
42. 玄参的道地药材产地是（　　）

A. N-苷 B. S-苷
C. C-苷 D. 酯苷
E. 氰苷

43. 最难被酸水解的是（ ）
44. 与酸碱都可以发生水解反应的是（ ）
45. 最易被酸水解的是（ ）
46. 水解后能产生氢氰酸的是（ ）

A. 糖 B. 皂苷
C. 有机酸 D. 生物碱
E. 甾体苷元

47. 用大孔吸附树脂分离中药成分时，水洗脱得到（ ）
48. 用大孔吸附树脂分离中药成分时，70%乙醇洗脱得到（ ）
49. 用大孔吸附树脂分离中药成分时，10%酸溶液洗脱得到（ ）

A. Legal 反应 B. Liebermann-Burchard 反应
C. Raymond 反应 D. Baljet 反应
E. Kedde 反应

50. 3,5-二硝基苯甲酸试剂反应是（ ）
51. 间二硝基苯试剂反应是（ ）
52. 碱性苦味酸试剂反应是（ ）
53. 亚硝酰铁氰化钠试剂反应是（ ）

除另有规定外，按照《中国药典》规定的崩解时限检查法检查崩解时限
A. 可溶片 B. 口含片
C. 咀嚼片 D. 舌下片
E. 口崩片

54. 应在 60 秒内全部崩解的片剂是（ ）
55. 应在 5 分钟内全部崩解并溶化的片剂是（ ）
56. 应在 3 分钟内全部崩解并溶化的片剂是（ ）

A. 浸渍法 B. 渗漉法
C. 回流提取法 D. 升华法
E. 超声提取法

57. 适用于有效成分遇热不稳定的或含大量淀粉、树胶、果胶、黏液质的中药的提取方法是（ ）
58. 不断向粉碎的中药材中添加新鲜浸出溶剂，使其渗过药材，从渗漉筒下端出口流出浸出液方法是（ ）

59. 用易挥发的有机溶剂加热回流提取中药成分的方法是（   ）
60. 适用于具有挥发性、能随水蒸气蒸馏而不被破坏，且难溶或不溶于水的化学成分的提取方法是（   ）

  A. 砂炒法   B. 炒黄法
  C. 炒焦法   D. 麸炒法
  E. 米炒法

61. 芥子常用的炮制方法是（   ）
62. 红娘子常用的炮制方法是（   ）
63. 苍术常用的炮制方法是（   ）
64. 枳壳常用的炮制方法是（   ）

  A. 麦麸   B. 河砂
  C. 稻米   D. 土
  E. 蛤粉

65. 与药共制能缓和药物的燥性，增强疗效，除去药物不良气味，使药物气味均匀一致的是（   ）
66. 主要作为中间传热体的是（   ）
67. 与药共制，可增强药物疗效，降低刺激性和毒性的是（   ）
68. 与药共制后可降低药物的刺激性，增强药物疗效的是（   ）

  A. 橡胶膏   B. 黑膏药
  C. 白膏药   D. 软膏
  E. 滴丸

69. 植物油、羊毛脂、蜂蜡用于制备（   ）
70. 橡胶、松香、凡士林用于制备（   ）
71. 硬脂酸钠、聚乙二醇6000用于制备（   ）
72. 植物油和铅丹用于制备（   ）

  A. 增加胶剂的硬度   B. 降低胶剂的黏度
  C. 沉淀溶液中的泥沙   D. 收胶时利于气泡的逸散
  E. 收胶时起消泡作用

73. 胶剂制备时，应用冰糖的目的是（   ）
74. 胶剂制备时，应用明矾的目的是（   ）

  A. 朱砂衣   B. 黄柏衣
  C. 雄黄衣   D. 青黛衣
  E. 赭石衣

传统中药丸剂所包药物衣系用处方中药物极细粉作为包衣材料，根据处方

75. 清下焦湿热中药丸剂常包(   )
76. 清热解毒类中药丸剂常包(   )
77. 解毒杀虫类中药丸剂常包(   )

A. 引药入肝，散瘀止痛
B. 祛瘀散寒，行水消肿
C. 活血通络，祛风散寒
D. 强筋健骨，软坚散结
E. 润肠通便，解毒生肌

78. 酒作为炮制辅料，其作用是(   )
79. 醋作为炮制辅料，其作用是(   )

A. 絮凝剂
B. 天然高分子助悬剂
C. 合成高分子助悬剂
D. 润湿剂
E. 低分子助悬剂

80. 阿拉伯胶可作为（   ）
81. 聚山梨酯可作为（   ）
82. 羧甲基纤维素钠可作为（   ）
83. 甘油可作为（   ）
84. 枸橼酸氢盐可作为（   ）

A. 三白草科
B. 堇菜科
C. 报春花科
D. 豆科
E. 唇形科

85. 鱼腥草来源于（   ）
86. 广藿香来源于（   ）
87. 紫花地丁来源于（   ）

A. 多分枝，小枝扁平叶细小鳞片状，交互对生，贴伏于枝上，深绿色或黄绿色
B. 多皱缩卷曲，有的破碎。完整的叶片展平后呈长椭圆形至长圆状倒披针性，长5~20cm，宽2~6cm
C. 呈长椭圆形或倒卵形，长12~30cm，宽4~9cm
D. 呈长卵形或卵状披针形，长1.5~5cm，宽0.4~2cm，叶端急尖，叶基稍不对称
E. 多皱缩、破碎，有短柄

88. 为侧柏叶性状特征的是（   ）
89. 为大青叶性状特征的是（   ）
90. 为番泻叶性状特征的是（   ）

A. 除去杂质晒干

B. 发汗后晒干

C. 煮后晒干

D. 置沸水中烫或煮至透心，刮去外皮晒干

E. 切片后晒干

91. 绵马贯众的采收加工方法为（　　）

92. 延胡索的采收加工方法为（　　）

93. 玄参的采收加工方法为（　　）

A. 青黛　　　　　　　　B. 儿茶

C. 五倍子　　　　　　　D. 冰片

E. 海金沙

94. 药用部位为干燥成熟孢子的药材是（　　）

95. 药用部位为叶上的虫瘿的药材是（　　）

A. 番泻苷　　　　　　　B. 阿魏酸

C. 小檗碱　　　　　　　D. 单宁酸

E. 大黄素

96. 大黄泻下作用的主要有效成分是（　　）

97. 黄连抗菌作用的主要有效成分是（　　）

A. 苏颂　　　　　　　　B. 李时珍

C. 赵学敏　　　　　　　D. 唐慎微

E. 陶弘景

98. 《本草纲目拾遗》的作者是（　　）

99. 《证类本草》的作者是（　　）

100. 《图经本草》的作者是（　　）

三、综合分析选择题（每题1分，共10题，共10分）题目分为若干组，每组题目基于同一个临床情景病例、实例或案例的背景信息逐题展开。每题的备选项中，只有1个最符合题意。

追风透骨丸：

【处方】制川乌100g，白芷100g，制草乌100g，香附（制）100g，甘草100g，白术（炒）50g，没药（制）20g，麻黄100g，川芎100g，乳香（制）50g，秦艽50g，地龙100g，当归50g，茯苓200g，赤小豆100g，羌活100g，天麻50g，赤芍100g，细辛100g，防风50g，天南星（制）100g，桂枝50g，甘松50g。

【制法】以上二十三味，粉碎成细粉，过筛，混匀。每100g粉末用炼蜜55～65g。加适量水制成水蜜丸。另将滑石粉、红氧化铁、胭脂红适量，混匀，作包衣材料，包衣干燥，即得。

101. 《中国药典》对马兜铃酸I进行限量检查要求其含量不得过0.001%的饮片是( )
   A. 白芷
   B. 羌活
   C. 秦艽
   D. 细辛
   E. 制草乌

102. 处方中含有生物碱类成分,若炮制不当或服用过量可导致心律失常的饮片是( )
   A. 香附(制)
   B. 制川乌
   C. 乳香(制)
   D. 没药(制)
   E. 天南星(制)

103. 追风透骨丸的包衣种类是( )
   A. 药物衣
   B. 保护衣
   C. 肠溶衣
   D. 控释衣
   E. 缓释衣

某药厂生产的藿香祛暑胶囊具有祛暑化湿、解表和中功效。其药物组成为广藿香、香薷、白芷、紫苏叶、苍术、丁香、陈皮、大腹皮、法半夏、茯苓、生姜、甘草等,辅料为甘油、植物油、明胶、蜂蜡、食用色素。

104. 辅料甘油是用作胶囊囊皮的( )
   A. 增光剂
   B. 增塑剂
   C. 增稠剂
   D. 增味剂
   E. 防腐剂

105. 辅料植物油与蜂蜡组成的油蜡混合物是用作胶囊填充物料的( )
   A. 助溶剂
   B. 抗氧剂
   C. 增溶剂
   D. 吸收剂
   E. 助悬剂

106. 方中法半夏制备时,应选用的辅料是( )
   A. 生姜、明矾
   B. 甘草、皂角
   C. 甘草、生石灰
   D. 黑豆、豆腐
   E. 甘草、金银花

107. 《中国药典》规定,方中陈皮的含量测定成分是( )
   A. 橙皮苷
   B. 杜鹃苷
   C. 葛根
   D. 木犀草苷
   E. 槲皮素

某男,60岁,患类风湿关节炎10年,症见肌肉、关节疼痛,僵硬畸形,屈伸不利,腰膝酸软,畏寒乏力。中医诊为尪痹,证属肝肾不足、风湿痹阻。处以尪痹颗粒,其药物组成为熟地黄、地黄、续断、淫羊藿、骨碎补、狗脊、羊骨、附子(黑顺片)等。

108. 处方中,按照道地药材划分,地黄归属为( )
   A. 广药
   B. 怀药

C. 云药
D. 川药
E. 浙药

109. 处方中,将附子炮制加工为"黑顺片"时,所用的辅料是( )
    A. 草酸
    B. 醋
    C. 胆巴
    D. 豆腐
    E. 麦麸

110. 附子在炮制过程中,乌头碱发生的主要化学反应是( )
    A. 氧化反应
    B. 还原反应
    C. 水解反应
    D. 加成反应
    E. 环合反应

四、多项选择题(每题1分,共10题,共10分)下列每小题的备选答案中,有两个或两个以上符合题意的正确答案,多选、少选、错选、不选均不得分。

111. 中药饮片的炮制方法不同,其作用也有所不同,关于黄柏炮制作用的说法正确的有( )
    A. 酒炙可引药上行,清血分湿热
    B. 生用偏于泻火解毒、清热燥湿
    C. 盐炙引药入肾,增强滋阴泻火作用
    D. 土炒可增强补脾止泻的作用
    E. 炒炭清湿热之中兼具涩性,用于治疗便血

112. 在高等动物的胆汁中,胆汁酸是一类24个碳原子的胆烷酸的衍生物,存在于动物胆汁中,胆汁酸的结构特点为( )
    A. 是甾类化合物,具甾体母核
    B. 17位连有β-戊酸侧链
    C. 为三萜类化合物
    D. 17位有不饱和内酯环
    E. 多与甘氨酸或牛磺酸以酰胺键结合,并以钠盐形式存在

113. 不和大多数生物碱沉淀试剂发生沉淀反应的是( )
    A. 苦参碱
    B. 伪麻黄碱
    C. 麻黄碱
    D. 小檗碱
    E. 乌头碱

114. 蛤粉炒阿胶,取( )功效。
    A. 健脾利湿
    B. 滋阴降火
    C. 止血
    D. 化痰
    E. 软坚散结

115. 某些生物碱类成分具有一定的毒性,在临床使用时应特别注意。因含生物碱类成分可能导致不良反应的中药有( )
    A. 紫草
    B. 千里光
    C. 雷公藤
    D. 马钱子

E. 龙胆

116. 荆芥炒炭的目的是（　　）
    A. 缓和辛散作用
    B. 增强止血作用
    C. 增强散风邪作用
    D. 增强祛风止痛作用
    E. 增强祛风解表作用

117. 关于直肠给药栓剂中药物吸收途径及其影响因素的说法正确的有（　　）
    A. 直肠中的脂溶性、非解离型药物易吸收
    B. 经直肠上静脉吸收的药物产生肝脏首过效应
    C. 经肛门静脉吸收的药物可绕过肝脏进入大循环
    D. 经肛门淋巴系统吸收的药物不产生肝脏首过效应
    E. 油脂性基质栓剂中的水溶性药物释放快，易吸收

118. 产地加工需"发汗"的药材有（　　）
    A. 红参
    B. 玄参
    C. 当归
    D. 厚朴
    E. 续断

119. 除另有规定外，不需要检查水分的丸剂有（　　）
    A. 糊丸
    B. 滴丸
    C. 蜜丸
    D. 蜡丸
    E. 浓缩丸

120. 蛤蚧和金钱白花蛇的共同点有（　　）
    A. 含蛋白质、脂肪及鸟嘌呤核苷
    B. 含肌肽、胆碱、肉毒碱等
    C. 脊索动物门
    D. 主产于广西等地
    E. 除去内脏的干燥动物体

模拟试卷（一）参考答案及解析

一、最佳选择题

1.【试题答案】 E

【试题解析】本题考查要点是"《本草纲目拾遗》的成书年代"。《神农本草经》简称《本经》，为汉代本草代表作。《本草经集注》为魏晋南北朝本草代表作。《新修本草》又称《唐本草》，为隋唐时期本草代表作。《本草纲目》简称《纲目》，为明代本草代表作。《本草纲目拾遗》简称《纲目拾遗》，为清代本草代表作。因此，本题的正确答案是E。

2.【试题答案】 D

【试题解析】本题考查要点是"中成药配伍"。从中医角度说，一个患者在某个时期可以患有两种或两种以上病证，对这种病情复杂的患者，若单靠某一种中成药治疗，很难做到对证用药，取得预期效果。若依据所患的病证，选择两种或两种以上相适应的中成药配伍同用，那就能做到对证用药，取得预期的效果。而八珍益母颗粒与白带丸同用，可收补气养

血、清热燥湿止带之效。因此，本题的正确答案是D。

3. 【试题答案】 C

【试题解析】本题考查要点是"香豆素的异羟肟酸铁反应"。由于香豆素类具有内酯环，在碱性条件下可开环，与盐酸羟胺缩合成异羟肟酸，然后再在酸性条件下与三价铁离子络合成盐而显红色。因此，本题的正确答案为C。

4. 【试题答案】 D

【试题解析】本题考查要点是"五味"。咸能软、能下，有软坚散结、泻下通便作用。因此，本题的正确答案为D。

5. 【试题答案】 B

【试题解析】本题考查要点是"中药化学成分的提取分离方法"。硅胶、氧化铝——极性吸附；活性炭：对非极性物质有较强的亲和能力，用于脱色、脱臭；C硅藻土是液-液分配色谱载体（分配比不同）。因此，本题的正确答案为B。

6. 【试题答案】 B

【试题解析】本题考查要点是"甲型强心苷元的结构"。甲型强心苷元（强心甾烯类）甾体母核的C-17侧链为五元不饱和内酯环（$\triangle^{\alpha,\beta}8-\gamma-$内酯），基本母核称为强心甾，由23个碳原子构成。在已知的强心苷元中，大多数属于此类。因此，本题的正确答案为B。

7. 【试题答案】 C

【试题解析】本题考查要点是"黄酮类化合物的酸性"。由于酚羟基数目及位置不同，酸性强弱也不同。以黄酮为例，其酚羟基酸性强弱顺序依次为：7,4′-二羟基>7-羟基或4′-羟基>一般酚羟基>5-羟基。因此，本题的正确答案为C。

8. 【试题答案】 D

【试题解析】本题考查要点是"药材的适宜采收期"。皂苷的积累随人参栽培年限的增加而逐渐增加，至4年生含量达到最高，以后两年增加较慢或略有下降，6年生的产量及人参皂苷总含量均较高，栽培人参应以6年生者秋季为适宜采收期。因此，本题的正确答案为D。

9. 【试题答案】 D

【试题解析】本题考查要点是"香豆素的理化性质"。香豆素类在可见光下为无色或浅黄色结晶。香豆素母体本身无荧光，而羟基香豆素在紫外线灯下多显出蓝色荧光，在碱溶液中荧光更为明显。因此，本题的正确答案为D。

10. 【试题答案】 A

【试题解析】本题考查要点是"沉淀反应的条件"。生物碱沉淀反应一般在酸性水溶液中进行（苦味酸试剂可在中性条件下进行）。原因是生物碱与酸成盐，易溶于水，生物碱沉淀试剂也易溶于水，且在酸水中较稳定，而反应产物难溶于水，因而有利于反应的进行和反应结果的观察。因此，本题的正确答案为A。

11. 【试题答案】 C

【试题解析】本题考查要点是"中药材的产地"。麦冬主产于浙江；甘草主产于新疆、内蒙古；木香主产于云南；泽泻主产于福建；当归主产于甘肃。因此，本题的正确答案为C。

12. 【试题答案】 E

【试题解析】本题考查要点是"苷键的裂解——酸催化水解"。吡喃糖苷中吡喃环的C-5上取代基越大越难水解，因此五碳糖最易水解，其顺序为五碳糖＞甲基五碳糖＞六碳糖＞七碳糖。如果接有—COOH，则最难水解。因此，本题的正确答案为E。

13. 【试题答案】 C

【试题解析】本题考查要点是"含生物碱类化合物的常用中药"。乌头碱、次乌头碱、新乌头碱等为双酯型生物碱，具麻辣味，毒性极强，是乌头的主要毒性成分。若将双酯型生物碱在碱水中加热，或将乌头直接浸泡于水中加热，或不加热仅在水中长时间浸泡，都可水解酯基，生成单酯型生物碱或无酯键的醇胺型生物碱。如乌头碱水解后生成的单酯型生物碱为乌头次碱，无酯键的醇胺型生物碱为乌头原碱。单酯型生物碱的毒性小于双酯型生物碱，而醇胺型生物碱几乎无毒性，但它们均不减低原双酯型生物碱的疗效。这就是乌头及附子经水浸、加热等炮制后毒性变小的化学原理。因此，本题的正确答案为C。

14. 【试题答案】 D

【试题解析】本题考查要点是"呋喃香豆素的光化学毒性"。许多香豆素具有光敏作用。对正常人群来讲，呋喃香豆素的光敏性质就是对人体皮肤的一种伤害，轻则引起皮肤黄褐斑或色素沉着，重则引起皮肤损伤，甚至皮肤癌，为此该类化合物受到了严格的限制。因此，本题的正确答案为D。

15. 【试题答案】 E

【试题解析】本题考查要点是"蒸、煮、燀法"。附子的毒性成分为乌头碱等二萜双酯类生物碱。各种炮制方法和工艺均能使附子中生物碱含量下降。但附子中总生物碱含量的多少不能准确反映其毒性大小，而双酯型生物碱的含量是决定其毒性大小的主要因素。因此，本题的正确答案为E。

16. 【试题答案】 B

【试题解析】本题考查要点是"含强心苷类化合物的常用中药"。香加皮、罗布麻叶主要含强心苷类化合物。因此，本题的正确答案为B。

17. 【试题答案】 E

【试题解析】本题考查要点是"固体辅料及其作用"。蛤粉为蛤科动物文蛤、青蛤等的贝壳，经煅制粉碎后的灰白粉末。主要成分为氧化钙。蛤粉味咸，性寒。能清热、利湿、化痰、软坚。与药物共制可除去药物的腥味，增强疗效。主要用于烫制阿胶。因此，本题的正确答案是E。

18. 【试题答案】 B

【试题解析】本题考查要点是"含黄酮类化合物的常用中药"。《中国药典》以总黄酮为指标成分对槐米或槐花进行鉴别和含量测定。要求槐花总黄酮（以芦丁计）不少于8.0%，槐米总黄酮不少于20.0%，对照品采用芦丁；要求芦丁含量，槐花不得少于6.0%，槐米不得少于15.0%。因此，本题的正确答案为B。

19. **【试题答案】** E

【试题解析】本题考查要点是"蒸、煮、燀法"。苦杏仁中所含的酶可水解苦杏仁苷，使之药效降低，燀法可杀酶保苷，保存苦杏仁苷，使之不发生酶解反应，保存药效。因此，本题的正确答案为E。

20. **【试题答案】** C

【试题解析】本题考查要点是"根及根茎类中药——商陆"。商陆横切面弯曲不平，切面浅黄棕色或黄白色，木部隆起，形成数个突起的同心性环轮，俗称"罗盘纹"。因此，本题的正确答案为C。

21. **【试题答案】** B

【试题解析】本题考查要点是"片剂的质量要求"。咀嚼片、以冷冻干燥法制备的口崩片以及规定检查溶出度、释放度的片剂，一般不再进行崩解时限检查。因此，本题的正确答案为B。

22. **【试题答案】** A

【试题解析】本题考查要点是"药物透皮吸收的途径"。外用膏剂透皮吸收的途径有：①完整表皮；②皮肤的附属器：毛囊、皮脂腺和汗腺。一般认为，药物透过完整表皮的角质层细胞及其细胞间隙是吸收的主要途径，皮肤的附属器官占皮肤面积较小，不是透皮吸收的主要途径。因此，本题的正确答案是A。

23. **【试题答案】** D

【试题解析】本题考查要点是"气雾剂、喷雾剂生产与贮藏的有关规定"。喷雾剂应避光密封贮存。气雾剂应置凉暗处贮存，并避免曝晒、受热、敲打、撞击。因此，本题的正确答案为D。

24. **【试题答案】** C

【试题解析】本题考查要点是"栓剂的质量要求"。栓剂的融变时限要求，除另有规定外，脂肪性基质的栓剂应在30分钟内全部融化、软化或触压时无硬芯；水溶性基质的栓剂应在60分钟内全部溶解。因此，本题的正确答案是C。

25. **【试题答案】** D

【试题解析】本题考查要点是"炙法——黄芪"。炙黄芪甘温而偏润，长于益气补中。多用于脾肺气虚，食少便溏，气短乏力或兼中气下陷之久泻脱肛、子宫下垂以及气虚不能摄血的便血、崩漏等出血症；也可用于气虚便秘。因此，本题的正确答案为D。

26. **【试题答案】** C

【试题解析】本题考查要点是"水溶性基质"。水溶性基质包括纤维素衍生物聚乙二醇。因此，本题的正确答案为C。

27.【试题答案】 C

【试题解析】本题考查要点是"不同类型的丸剂赋形剂"。水丸常采用米醋作赋形剂。醋有助于增加药粉中生物碱类成分的溶出,利于吸收,提高药效。同时醋味酸、苦,性温,具有活血散瘀、理气止痛、行水解毒、消肿、矫味矫臭及引药入肝等作用,因此入肝经、活血散瘀止痛的药物制备水丸时,常选用醋作赋形剂。因此,本题的正确答案是C。

28.【试题答案】 D

【试题解析】本题考查要点是"中药四气"。中药四气(四性),是指中药寒、热、温、凉四种不同的药性,反映了中药在影响人体盛衰、寒热变化方面的作用趋势,是中药的最主要的性能。因此,本题的正确答案是D。

29.【试题答案】 C

【试题解析】本题考查要点是"配伍与禁忌"。①相须、相使配伍,在药效上可发挥增效协同,如大黄芒硝相须为用,治疗积滞便秘,尤以热结便秘为宜。②黄连木香配伍,治疗湿热下痢,黄连清热燥湿止痢,木香行气化滞止痛,相使为用。③相畏、相杀配伍,是同一种配伍的两种提法。相畏,指一种药物的毒性反应或副作用,能被另一种药物减轻或消除;相杀,指一种药物能减轻或消除另一种药物的毒性或副作用,如附子与甘草配伍,附子的毒性能被甘草减轻和消除,所以说附子畏甘草;甘草能减轻或消除附子的毒性或副作用,所以说甘草杀附子的毒。④相恶配伍是指两种药物合用,一种药物与另一种药物相互作用而致原有功效降低,甚至丧失药效,如丁香恶郁金,因郁金能削弱行气作用。⑤相反配伍指两种药物合用,能产生毒性反应或副作用。如海藻与甘草配伍,将产生毒副作用,属中药"十八反"。因此,本题的正确答案是C。

30.【试题答案】 B

【试题解析】本题考查要点是"炒法——山药"。土炒山药以补脾止泻为主,用于脾虚久泻,或大便泄泻。因此,本题的正确答案为B。

31.【试题答案】 D

【试题解析】本题考查要点是"根及根茎类中药——生狗脊片"。生狗脊片:呈不规则长条形或圆形,长5~20cm,直径2~10cm,厚1.5~5mm;切面浅棕色,较平滑,近边缘1~4mm处有1条棕黄色隆起的木质部环纹或条纹,边缘不整齐,偶有金黄色绒毛残留;质脆,易折断,有粉性。因此,本题的正确答案为D。

32.【试题答案】 C

【试题解析】本题考查要点是"热原"。内毒素是产生热原反应的最主要致热物质。热原本身不挥发,但因溶于水,在蒸馏时可随水蒸气雾滴进蒸馏水中,因此蒸馏水器应有完好的隔沫装置,以防热原污染。热原能被强酸、强碱破坏,也能被强氧化剂如高锰酸钾或过氧化氢等破坏,超声波及某些表面活性剂也能使之失活。热原能溶于水,其浓缩水溶液带有乳光。热原可以被活性炭、纸浆滤饼等吸附。热原在水溶液中带有电荷,也可被某些离子交换树脂吸附。因此,本题的正确答案为C。

33.【试题答案】 A

【试题解析】本题考查要点是"炙法"。酒白芍酸寒伐肝之性降低，入血分，善于调经止血，柔肝止痛，用于肝郁血虚，胁痛腹痛，月经不调，四肢挛痛。因此，本题的正确答案为 A。

34.【试题答案】 C

【试题解析】本题考查要点是"果实及种子类中药——补骨脂"。补骨脂呈肾形，略扁，长 3～5mm，宽 2～4mm，厚 1.5mm。表面黑色、黑褐色或灰褐色，具细微网状皱纹。顶端圆钝，有一小突起，凹侧有果梗痕。质硬。果皮薄，与种子不易分离；种子 1 枚，子叶 2，黄白色，有油性。气香，味辛、微苦。因此，本题的正确答案为 C。

35.【试题答案】 A

【试题解析】本题考查要点是"《神农本草经》简介"。《神农本草经》为我国已知最早的药物学专著。著者不详，成书年代约在汉代，它总结了汉代以前的药物知识。载药 365 种，分上、中、下三品。在序录中记载，药"有毒无毒，阴干曝干，采造时月，生、熟、土地所出，真伪陈新，并各有法"，并对药物的产地，采集时间、方法以及辨别药物形态真伪的重要性，有一些原则性的概括。因此，本题的正确答案为 A。

36.【试题答案】 A

【试题解析】本题考查要点是"常用根及根茎类中药——川芎的产地"。川芎主产于四川省都江堰市、彭州市、崇州市。贵州、云南、陕西、湖北亦产。多为栽培。因此，本题的正确答案为 A。

37.【试题答案】 C

【试题解析】本题考查要点是"根及根茎类中药"。饮片牛膝：呈圆柱形的段。外表皮灰黄色或淡棕色，有微细的纵皱纹及横长皮孔。质硬脆，易折断，受潮变软。切面平坦，淡棕色或棕色，略呈角质样而油润，中心维管束木部较大，黄白色，其外围散有多数黄白色点状维管束，断续排列成 2～4 轮。气微，味微甜而稍苦涩。因此，本题的正确答案为 C。

38.【试题答案】 B

【试题解析】本题考查要点是"常用藻、菌、地衣类中药——茯苓的加工方法"。茯苓多于 7～9 月采挖，挖出后除去泥沙，堆置"发汗"后，摊开晾至表面干燥，再"发汗"，反复数次至现皱纹，内部水分大部散失后，阴干，称为"茯苓个"；或将鲜茯苓按不同部位切制，阴干，分别称为"茯苓块""茯苓片"；收集削下的外皮，阴干，称"茯苓皮"。因此，本题的正确答案为 B。

39.【试题答案】 B

【试题解析】本题考查要点是"常用动物类中药——地龙"。地龙第 14～16 环节为生殖带，习称"白颈"。因此，本题的正确答案为 B。

40.【试题答案】 B

【试题解析】本题考查要点是"药材产地加工的目的"。中药材采收后，除少数要求鲜用外，如生姜、鲜石斛等，绝大多数要经过产地加工，形成干药材。药材产地加工的目的是：①除去杂质及非药用部位，保证药材的纯净度。②按《中国药典》规定进行加工或修制，使药材尽快灭活、干燥，保证药材质量。对需要鲜用的药材进行保鲜处理，防止霉烂、变质。③降低或消除药材的毒性或刺激性，保证用药安全。④有利于药材商品规格标准化。通过加工分等，对药材制定等级规格标准，使商品规格标准化，有利于药材的国内外交流与贸易。⑤有利于包装、运输与贮藏。经过产地加工，应使药材形状符合商品要求，色泽好，香气散失少，有效成分含量高，水分含量适度，纯净度高，保证药材的质量和用药的安全。因此，本题的正确答案为B。

二、配伍选择题

41~42.【试题答案】 D、E

【试题解析】本组题考查要点是"道地药材"。怀药：主产地河南，如著名的"四大怀药"——地黄、牛膝、山药、菊花。浙药：主产地浙江，如传统的"浙八味"——浙贝母、白术、延胡索、山茱萸、玄参、杭白芍、杭菊花、杭麦冬；以及莪术、杭白芷、栀子、乌梅、乌梢蛇等。

43~46.【试题答案】 C、D、A、E

【试题解析】本组题考查要点是"苷键的裂解和苷的分类"。①按苷键原子不同，被酸水解的易难顺序为：N-苷＞O-苷＞S-苷＞C-苷。C上无未共享电子对，不能质子化，很难水解。而N碱度大，易接受质子，故最易水解。但当N原子处于嘧啶或酰胺位置时，也难于用无机酸水解。②酯苷苷元以羧基和糖的端基碳相连接。这种苷的苷键既有缩醛性质又有酯的性质，易为稀酸和稀碱所水解。③氰苷主要特点是多数为水溶性，不易结晶，容易水解，尤其有酸和酶催化时水解更快。生成的苷元α-羟腈很不稳定，立即分解为醛（酮）和氢氰酸。而在碱性条件下苷元容易发生异构化。

47~49.【试题答案】 A、B、D

【试题解析】本组题考查要点是"大孔吸附树脂洗脱液的选择"。根据吸附作用的强弱可选择不同的洗脱液或不同浓度的同一溶剂对各类成分进行粗分。其一般方法如下：①用适量水洗，洗下单糖、鞣质、低聚糖、多糖等极性物质，用薄层色谱检识，防止极性大的皂苷被洗下。②70%乙醇洗，洗脱液中主要为皂苷，但也含有酚性物质、糖类及少量黄酮，实验证明30%乙醇不会洗下大量的黄酮类化合物。③3%~5%碱溶液洗脱，可洗下黄酮、有机酸、酚性物质和氨基酸。④10%酸溶液洗脱，可洗下生物碱、氨基酸。⑤丙酮洗，可洗下中性亲脂性成分。

50~53.【试题答案】 E、C、D、A

【试题解析】本组题考查要点是"强心苷的颜色反应及其应用"。

（1）Kedde反应：又称3,5-二硝基苯甲酸试剂反应。取样品的甲醇或乙醇溶液于试管中，加入3,5-二硝基苯甲酸试剂（A液：2%3,5-二硝基苯甲酸甲醇或乙醇溶液；B液：2mol/L氢氧化钾溶液，用前等量混合）3~4滴，溶液呈红色或紫红色。本试剂可用作强心苷纸色谱和薄层色谱显色剂，喷雾后显紫红色，几分钟后褪色。

（2）Raymond 反应：又称间二硝基苯试剂反应。取样品约 1mg，以少量 50% 乙醇溶解后加入间二硝基乙醇溶液 0.1mL，摇匀后再加入 20% 氢氧化钠溶液 0.2mL，反应液呈蓝紫色。

（3）Baljet 反应：又称碱性苦味酸试剂反应。取样品的甲醇或乙醇溶液于试管中，加入碱性苦味酸试剂（A 液：1% 苦味酸乙醇溶液；B 液 5% 氢氧化钠水溶液，用前等量混合）数滴，溶液呈橙色或橙红色。此反应过程有时较慢，需放置 15 分钟以后才能显色。

（4）Legal 反应：又称亚硝酰铁氰化钠试剂反应。取样品 1～2mg，溶于 2～3 滴吡啶中，加 3% 亚硝酰铁氰化钠溶液和 2mol/L 氢氧化钠溶液各 1 滴，反应液呈深红色并渐渐褪去。

54～56.【试题答案】　E、D、A

【试题解析】本组题考查要点是"片剂的质量要求"。口崩片应在 60 秒内全部崩解并通过筛孔内径为 710μm 的筛网。舌下片各片均应在 5 分钟全部崩解并溶化。可溶片各片均应在 3 分钟内全部崩解并溶化。

57～60.【试题答案】　A、B、C、D

【试题解析】本组题考查要点是"中药化学成分一般提取方法"。①浸渍法：是在常温或者温热（60～80℃）的条件下用适当的溶剂浸渍药材以溶出其中有效成分的方法。本法适用于有效成分遇热不稳定的或含大量淀粉、树胶、果胶、黏液质的中药的提取。②渗漉法：不断向粉碎的中药材中添加新鲜浸出溶剂，使其渗过药材，从渗漉筒下端出口流出浸出液的一种方法。③回流提取法：用易挥发的有机溶剂加热回流提取中药成分的方法。④升华法：适用于具有挥发性、能随水蒸气蒸馏而不被破坏，且难溶或不溶于水的化学成分的提取。⑤超声提取法：是采用超声波辅助溶剂进行提取的方法。

61～64.【试题答案】　B、E、D、D

【试题解析】本组题考查要点是"常用饮片炮制方法和作用"。①芥子：炒芥子是取净芥子，置炒制容器内，用文火加热，炒至深黄色，有爆裂声，当散出香辣气时，取出晾凉。②红娘子经米炒后，能够降低药物的毒性，矫正不良气味。③苍术药性燥烈，经麸炒后药性缓和，不致耗气伤阴。④麸炒枳壳是先将锅烧热，均匀撒入定量麦麸，用中火加热，待烟起投入枳壳片，不断翻动，炒至淡黄色时取出，筛去麦麸，放凉。麸炒后，能够缓和燥性或酸性，增强健胃消胀作用，用于宿食停滞、呕逆嗳气。

65～68.【试题答案】　A、B、C、D

【试题解析】本组题考查要点是"固体辅料及其作用"。麦麸与药共制能缓和药物的燥性，增强疗效，除去药物不良气味，使药物气味均匀一致。河砂主要是作为中间传热体，利用其温度高、传热快的特点，使质地坚韧的药物质地酥脆，或使药物膨大鼓起，便于粉碎和利于有效成分的溶出。稻米与药共制，可增强药物疗效，降低刺激性和毒性。土与药物共制后可降低药物的刺激性，增强药物疗效。蛤粉与药物共制可除去药物的腥味，增强疗效。

69～72.【试题答案】　D、A、E、B

【试题解析】本组题考查要点是"外用膏剂常用基质"。滴丸的基质包括水溶性基质和非水溶性基质，其中水溶性基质有聚乙二醇、硬脂酸钠、甘油明胶，非水溶性基质有硬脂酸、蜂蜡、虫蜡、氢化植物油。软膏基质包括油脂性基质、水溶性基质和乳剂型基质。油脂性基质包括油脂类、类脂类、烃类及硅酮；水溶性基质主要有纤维素衍生物、聚乙二醇、卡波姆、海藻酸钠、甘油明胶、皂土等，因水溶性基质易干涸、霉变，常加入保湿剂和防腐剂。橡胶膏剂的基质有橡胶、增黏剂（如松香）、软化剂（有凡士林、羊毛脂、液状石蜡、植物油）等。填充剂常用氧化锌（药用规格）、锌钡白（俗称立德粉）。黑膏药的基质主要是植物油或铅丹。

73~74.【试题答案】 A、C

【试题解析】本组题考查要点是"胶剂"。①冰糖可增加胶剂的透明度和硬度。②明矾可沉淀胶液中的泥沙杂质。

75~77.【试题答案】 B、D、C

【试题解析】本组题考查要点是"丸剂的包衣"。常见的药物包衣有朱砂衣（镇静、安神、补心类药物常用）、黄柏衣（利湿、渗水、清下焦湿热的药物常用）、雄黄衣（解毒、杀虫类药物常用）、青黛衣（清热解毒类药物常用）、百草霜衣（清热解毒类药物常用）。

78~79.【试题答案】 C、A

【试题解析】本组题考查要点是"炮制常用辅料及作用"。①酒性大热，味甘、辛。能活血通络，祛风散寒，行药势，矫味矫臭。②醋味酸、苦，性温。具有引药入肝、理气、止血、行水、消肿、解毒、散瘀止痛、矫味矫臭等作用。

80~84.【试题答案】 B、D、C、E、A

【试题解析】本组题考查要点是"各类液体药剂的附加剂"。①阿拉伯胶为有效的O/W型乳化剂，一般用量为10%~15%。②聚山梨酯为润湿剂。③羧甲基纤维素钠为合成高分子助悬剂。④甘油为低分子助悬剂。⑤枸橼酸氢盐为絮凝剂。

85~87.【试题答案】 A、E、B

【试题解析】本组题考查要点是"常用全草类中药的来源"。①鱼腥草为三白草科植物蕺菜的新鲜全草或干燥地上部分。②广藿香为唇形科植物广藿香的干燥地上部分。③紫花地丁为堇菜科紫花地丁的干燥全草。

88~90.【试题答案】 A、B、D

【试题解析】本组题考查要点是"常用叶类中药的性状鉴别"。①侧柏叶：多分枝，小枝扁平叶细小鳞片状，交互对生，贴伏于枝上，深绿色或黄绿色。质脆，易折断。气清香，为苦涩、微辛。②大青叶：多缩皱卷曲，有的破碎。完整的叶片展平后呈长椭圆形至长圆状倒披针形，长5~20cm，宽2~6cm；上表面暗灰绿色，有的可见色较深稍突起的小点；先端钝，全缘或微波状，基部狭窄下延至叶柄成翼状；叶柄长4~10cm，浅棕黄色。质脆。气微，味微酸、苦、涩。③番泻叶：呈长卵形或卵状披针形，长1.5~5cm，宽0.4~2cm，叶端急尖，叶基稍不对称，全缘。上表面黄绿色，下表面浅黄绿色，无毛或近无毛，叶脉隆起。革质。气微弱而特异，味微苦，稍有黏性。

91~93.【试题答案】 A、C、B

【试题解析】本组题考查要点是"常用根及根茎类中药的采收加工方法"。绵马贯众秋季采挖，削去叶柄、须根、除去泥沙晒干。延胡索夏初茎叶枯萎时采挖，除去须根，洗净，置沸水中煮至恰无白心时,取出,晒干。玄参冬季茎叶枯萎时采挖根,除去根茎、幼芽(供留种栽培用)、须根及泥沙,晒或烘至半干,堆放3~6天"发汗",反复数次至内部变黑色,再晒干或烘干。

94~95.【试题答案】 E、C

【试题解析】本组题考查要点是"常用其他类中药的来源"。海金沙的药用部位为海金沙科植物海金沙的干燥成熟孢子。五倍子的药用部位为漆树科植物盐肤木、青麸杨或红麸杨叶上的虫瘿,主要由五倍子蚜寄生而形成。按外形不同,分为"肚倍"和"角倍"。五倍子的产生,必须兼有寄主盐肤木类植物、五倍子蚜虫和过冬寄主提灯藓类植物等三要素,而且此种苔藓类植物须终年湿润,以利蚜虫过冬。

96~97.【试题答案】 A、C

【试题解析】96题考查要点是"含醌类化合物的常用中药"。大黄主要蒽醌类成分的生物活性:现代药理研究证明,大黄泻下作用明确,致泻的主要成分为结合型蒽醌苷,其中以二蒽酮苷中的番泻苷泻下作用最强。97题考查要点是"含生物碱类化合物的常用中药"。黄连的抗菌成分主要是小檗碱。

98~100.【试题答案】 C、D、A

【试题解析】本组题考查要点是"古代中药鉴定与本草"。《本草纲目拾遗》是清代赵学敏编撰的,此书是为了拾遗补正李时珍的《本草纲目》而作,载药921种,其中新增药物716种,如冬虫夏草、西洋参、浙贝母、鸦胆子、银柴胡等均系初次记载,大大丰富了中药学内容。《证类本草》是宋代最值得重视的本草。北宋后期蜀医唐慎微将《嘉祐补注本草》和《图经本草》校订增补,编成本草、图经合一的《经史证类备急本草》,简称《证类本草》。此书内容丰富,图文并茂,共31卷,载药1746种,新增药物500余种。宋代嘉祐年间,官命掌禹锡等编辑《嘉祐补注神农本草》,简称为《嘉祐补注本草》或《嘉祐本草》,新增药物99种;又令苏颂等校注药种图说,编成《图经本草》,共21卷,对药物的产地、形态、用途等均有说明,成为后世本草图说的范本。

三、综合分析选择题

101.【试题答案】 D

【试题解析】本题考查要点是"其他化学成分"。马兜铃酸具有较强的肾脏毒性,易导致肾功能衰竭。如马兜铃、关木通、广防己、细辛、天仙藤、青木香、寻骨风等。因此,本题正确答案为D。

102.【试题答案】 B

【试题解析】本题考查要点是"蒸、煮、燀法"。川乌、草乌、附子含有乌头碱,对神经、心血管和消化系统均有明显毒性。乌头碱对心脏的毒性主要表现为严重复杂多变的心律失常。因此,本题正确答案为B。

103.【试题答案】 A

【试题解析】本题考查要点是"丸剂包衣的质量要求"。选用性质稳定而无明显药理作用的材料将丸剂包衣，使主药与外界隔绝而起保护作用。常见的有薄膜衣、糖衣、有色糖衣、明胶衣等。因此，本题正确答案为 A。

104.【试题答案】 B

【试题解析】本题考查要点是"软胶囊的囊材组成"。增塑剂包括：甘油、山梨醇等。因此，本题的正确答案为 B。

105.【试题答案】 E

【试题解析】本题考查要点是"胶囊剂的特点"。油状介质常用 10%～30% 的油蜡混合物做助悬剂。因此，本题的正确答案为 E。

106.【试题答案】 C

【试题解析】本题考查要点是"其他制法——复制"。法半夏的制备：取净半夏，大小分开，用水浸泡至无干心，取出，另取甘草适量，加水煎煮二次，合并煎液，倒入用适量石灰水配制的石灰液中，搅匀，加入上述已浸透的半夏，每日搅拌 1～2 次，并保持浸液 pH 在 12 上，至切面黄色均匀，口尝微有麻舌感，取出，洗净，阴干或烘干。因此，本题的正确答案为 C。

107.【试题答案】 A

【试题解析】本题考查要点是"含黄酮类化合物常见中药"。《中国药典》规定，陈皮的含量测定成分为橙皮苷。因此，本题的正确答案为 A。

108.【试题答案】 B

【试题解析】本题考查要点是"道地药材"。四大怀药分别为地黄、牛膝、山药、菊花。因此，本题的正确答案为 B。

109.【试题答案】 C

【试题解析】本题考查要点是"蒸、煮、燀法"。黑顺片：取泥附子，按大小分别洗净，浸入食用胆巴的水溶液中数日，连同浸液煮至透心，捞出，水漂，纵切成厚 0.5cm 的片，再用水浸漂，用调色液使附片染成茶色，取出，蒸至出现油面、光泽后，烘至半干，再晒干或继续烘干。因此，本题的正确答案为 C。

110.【试题答案】 C

【试题解析】本题考查要点是"蒸、煮、燀法"。其中双酯型二萜类生物碱，包括乌头碱、中乌头碱、次乌头碱是川乌中的主要毒性成分。炮制后由于双酯型的乌头碱类成分水解破坏而使其毒性降低。因此，本题的正确答案为 C。

四、多项选择题

111.【试题答案】 ABCE

【试题解析】本题考查要点是"炙法"。黄柏味苦，性寒。归肾、膀胱经。具有泻火解毒、清热燥湿的功能。多用于湿热泻痢，黄疸，热淋，足膝肿痛，疮疡肿毒，湿疹，烫火伤等。①盐黄柏可引药入肾，缓和枯燥之性，增强滋肾阴、泻相火、退虚热的作用。多用于阴虚发热、骨蒸劳热、盗汗、遗精、足膝痿软、咳嗽咯血等。②酒黄柏可降低苦寒之性，免伤脾阳，并借酒升腾之力，引药上行，清血分湿热。用于热壅上焦诸证及热在血分。③黄柏炭清湿热之中兼具涩性，多用于便血、崩漏下血。因此，本题正确答案为ABCE。

112.【试题答案】 ABE

【试题解析】本题考查要点是"胆汁酸的结构特点"，在高等动物胆汁中发现的胆汁酸通常是24个碳原子的胆烷酸的衍生物。天然胆汁酸是胆烷酸的衍生物，在动物的胆汁中它们通常与甘氨酸或牛磺酸的氨基以酰胺键结合成甘氨胆汁酸或牛磺胆汁酸，并以钠盐形式存在。所以，选项E的叙述是正确的。胆烷酸的结构中有甾体母核，其中B/C环稠合皆为反式，C/D环稠合也多为反式，而A/B环稠合有顺反两种异构体形式。所以，选项A的叙述是正确的。母核上的C-10位和C-13位碳的角甲基皆为β-取向，C-17位上连接的戊酸侧链也是β-取向。所以，选项B的叙述是正确的。胆汁酸的结构中多有羟基存在，羟基结合点往往在C-3、C-7和C-12位上，羟基的取向既有α型也有β型。有时在母核上也可见到双键、羰基等基团的存在。甾体母核A/B环为顺式稠合时称为正系，若为反式稠合则为别系，如胆酸为正系，别胆酸则为别系。因此，本题的正确答案为ABE。

113.【试题答案】 BC

【试题解析】本题考查要点是"麻黄生物碱的鉴别反应"。麻黄碱和伪麻黄碱不与一般生物碱沉淀试剂发生沉淀反应。因此，本题的正确答案为BC。

114.【试题答案】 BD

【试题解析】本题考查要点是"阿胶的炮制方法"。蛤粉炒阿胶降低了滋腻之性，质变酥脆，利于粉碎，同时也矫正了不良气味，善于益肺润燥。用于阴虚咳嗽、久咳少痰或痰中带血；蒲黄炒阿胶以止血安络力强，多用于阴虚咳血、崩漏、便血。因此，本题的正确答案是BD。

115.【试题答案】 BCD

【试题解析】本题考查要点是"含生物碱类化合物的常用中药"。含生物碱类化合物的常用中药：苦参、山豆根、麻黄、黄连、延胡索、防己、川乌、洋金花、天仙子、马钱子、千里光、雷公藤。因此，本题正确答案为BCD。

116.【试题答案】 AB

【试题解析】本题考查要点是"荆芥的炮制方法"。荆芥炒炭后，辛散作用极弱，具有止血的功效，用于衄血、便血、崩漏等出血证和产后血晕。因此，本题的正确答案是AB。

117.【试题答案】 ABCDE

【试题解析】本题考查要点是"直肠给药栓剂中药物的吸收途径及影响因素"。肛门给药后，药物在直肠的主要吸收途径有：①经直肠上静脉吸收，由门静脉进入肝脏，再由肝脏进入大循环；②经直肠下静脉和肛门静脉吸收，由髂内静脉绕过肝脏，从下腔大静脉直接进入大循环；③经直肠淋巴系统吸收。

影响直肠给药栓剂中药物吸收的因素：①生理因素：栓剂塞入直肠的深度影响药物的吸收，当栓剂塞入距肛门口2cm处时，其给药量的50%~70%可不经过门肝系统。另外，直肠有粪便存在、腹泻及组织脱水等均能影响药物从直肠部位的吸收。直肠液的pH值约为7.4，且无缓冲能力，对弱酸弱碱性药物的吸收都有影响。②药物因素：药物的溶解度、脂溶性与解离度及粒径大小等均可影响药物的直肠吸收。难溶性药物宜减少粒径以增加溶出。脂溶性、非解离型的药物易吸收。③基质因素（略）。因此，本题的正确答案为ABCDE。

118. 【试题答案】　BDE

【试题解析】本题考查要点是"中药材的产地加工"。有些药材在加工过程中为了促使变色，增强气味或减小刺激性，有利于干燥，常将药材堆积放置，使其发热、"回潮"，内部水分向外挥散，这种方法称为"发汗"，如厚朴、杜仲、玄参、续断、茯苓等。因此，本题正确答案为BDE。

119. 【试题答案】　BD

【试题解析】本题考查要点是"丸剂的水分要求"。丸剂的水分要求：①大蜜丸、小蜜丸、浓缩蜜丸≤15%；②水蜜丸、浓缩水蜜丸≤12%；③水丸、糊丸和浓缩水丸≤9%；④蜡丸、滴丸不检查水分。因此，本题的正确答案为BD。

120. 【试题答案】　CDE

【试题解析】本题考查要点是"常用动物类中药——蛤蚧和金钱白花蛇的共同点"。蛤蚧为脊索动物门爬行纲壁虎科动物蛤蚧除去内脏的干燥体，主产于广西龙津、大新、白色、容县等地。云南、广东、福建等省亦产。广西、江苏等省区已人工养殖。金钱白花蛇为脊索动物门爬行纲眼镜蛇科动物银环蛇的幼蛇除去内脏的干燥体。主产于广东、广西、海南。湖南、江西、浙江亦产。广东、江西等省有养殖。因此蛤蚧和金钱白花蛇的共同点有：①均来源于脊索动物门；②均为除去内脏的干燥体；③主产地两者都有广西。因此，本题的正确答案为CDE。

中药学专业知识（一）

临考冲刺模拟试卷（二）

一、**最佳选择题**（每题1分，共40题，共40分）下列每小题的四个选项中，只有一项是最符合题意的正确答案，多选、错选或不选均不得分。

1. 归经是指（   ）
   A. 药物作用的归属   B. 药物作用的好坏
   C. 药物作用的定位   D. 药物对机体某部分的选择
   E. 药物的特性

2. 对《中国药典》规定的药材产地加工的干燥方法说法不正确的是（   ）
   A. 烘干、晒干均不适宜的，用"阴干"或"晾干"表示
   B. 不宜用较高温度烘干的，则用"晒干"或"低温干燥"（一般不超过60℃）表示
   C. 少数药材需要短时间干燥，则用"暴晒"或"及时干燥"表示
   D. 不宜用较低温度干燥的，则用"晒干"或"高温干燥"表示
   E. 烘干、晒干、阴干均可的用"干燥"表示

3. 依据方剂配方原则，下列关于使药作用的说法正确的是（   ）
   A. 引方中诸药直达病所   B. 消除君臣药烈性
   C. 协助君臣药加强治疗作用   D. 直接治疗次要兼证
   E. 与君药药性相反而又能在治疗中起相成作用

4. 胆汁酸类化合物母核属于（   ）
   A. 萜类化合物   B. 蛋白质类化合物
   C. 多糖类化合物   D. 甾体化合物
   E. 鞣酸类化合物

5. 以芦丁为主要成分的药材是（   ）
   A. 黄芪   B. 柴胡
   C. 姜黄   D. 知母
   E. 槐米

6. 宜用酸水提取，加碱调至碱性后可从水中沉淀析出的成分是（   ）
   A. 香豆素类   B. 黄酮类
   C. 生物碱类   D. 蒽醌类
   E. 木脂素类

7. 下列选项中，关于挥发油的描述，错误的是（   ）
   A. 挥发油也称精油，是存在于植物体内的一类可随水蒸气蒸发、与水不相混溶的挥发性油状液体

B. 大多具有芳香嗅味,并且有多方面较强的生物活性
C. 具有止咳、平喘、祛痰、消炎、祛风、健胃、解热、镇痛、解痉、杀虫、抗癌、利尿、降压和强心等药理作用
D. 常温下大多为无色或淡黄色的透明液体,少数具有其他颜色,如佛手油显红棕色,桂皮油显蓝色
E. 常温下,可自然挥发

8. 麻黄碱不具有的性质是（　　）
   A. 为无色结晶,具有挥发性
   B. 为有机仲胺衍生物,碱性较强
   C. 溶解性与一般的生物碱相同
   D. 可溶于水
   E. 能溶解于氯仿、乙醚、苯及醇类溶剂

9. 《中国药典》以蒽醌为控制成分之一的中药是（　　）
   A. 益智　　　　　　　　B. 薏苡仁
   C. 郁李仁　　　　　　　D. 酸枣仁
   E. 沙苑子

10. 多皱缩成团,主根长圆锥形,淡黄棕色,叶基生,灰绿色,叶片展平后呈披针形或卵状披针形;蒴果椭圆形或3裂的药材是（　　）
    A. 大蓟　　　　　　　　B. 蒲公英
    C. 半枝莲　　　　　　　D. 紫花地丁
    E. 车前草

11. 糖尿病患者不宜选用的药物剂型是（　　）
    A. 露剂　　　　　　　　B. 胶囊剂
    C. 滴丸　　　　　　　　D. 煎膏剂
    E. 酒剂

12. 常与凡士林合用,调节渗透性与吸水性的软膏基质是（　　）
    A. 蜂蜡　　　　　　　　B. 石蜡
    C. 羊毛脂　　　　　　　D. 植物油
    E. 氢化植物油

13. 既能溶于水,又能溶于氯仿、乙醚等亲脂性有机溶剂的生物碱是（　　）
    A. 苦参碱　　　　　　　B. 氧化苦参碱
    C. 秋水仙碱　　　　　　D. 小檗碱
    E. 莨菪碱

14. 五味理论认为,能收邪气,邪未尽之证均当慎用的味是（　　）
    A. 辛　　　　　　　　　B. 甘
    C. 酸　　　　　　　　　D. 苦
    E. 咸

15. 宜用中火炒制的饮片是（　　）

A. 炒牛蒡子 B. 炒栀子
C. 炒苍耳子 D. 炒芥子
E. 炒莱菔子

16. 用碱溶酸沉法提取香豆素类化合物的依据是香豆素（ ）
   A. 具有挥发性 B. 具有内酯环
   C. 具有强亲水性 D. 具有强亲脂性
   E. 含有酚羟基

17. 在中药注射剂中，既可以用作抑菌剂，又可以用作止痛剂的附加剂是（ ）
   A. 苯酚 B. 三氯叔丁醇
   C. 甲酚 D. 苯甲酸
   E. 硫柳汞

18. 善清头目之火，治目赤肿痛、口舌生疮，宜选用的饮片是（ ）
   A. 黄连 B. 酒黄连
   C. 姜黄连 D. 萸黄连
   E. 黄连炭

19. 吸入气雾剂药物的主要吸收部位是（ ）
   A. 口腔 B. 咽喉
   C. 气管 D. 支气管
   E. 肺泡

20. 土的辅料用量为每100kg药物用土粉（ ）
   A. 10～15kg B. 20～25kg
   C. 25～30kg D. 15～20kg
   E. 30～35kg

21. 合剂若加蔗糖，除另有规定外，含蔗糖量以g/mL计，含糖量一般不高于（ ）
   A. 50% B. 40%
   C. 30% D. 20%
   E. 10%

22. 附子道地药材的主产地是（ ）
   A. 广东 B. 河北
   C. 四川 D. 江苏
   E. 浙江

23. 关于鳖甲的炮制叙述不正确的是（ ）
   A. 醋鳖甲时，当炒至外表淡黄色，质酥脆时，取出，筛去砂，趁热投入醋液中稍浸，捞出，干燥，捣碎
   B. 醋鳖甲质变酥脆，易于粉碎即煎出有效成分，并能矫臭矫味
   C. 醋制能增强药入肝消积、软坚散结的作用
   D. 鳖甲炮制后蛋白质含量明显提高
   E. 炮制后Zn、Fe、Se及Ca的含量明显提高

24. 不用作煅制辅料的有（   ）
    A. 麦麸   B. 蛤粉
    C. 滑石粉   D. 纸
    E. 面粉

25. 以原植物鉴定为例，中药的真实性鉴定——基原鉴定的步骤为（   ）
    A. 核对文献→观察植物形态→核对标本
    B. 核对标本→核对文献→观察植物形态
    C. 核对文献→核对标本→观察植物形态
    D. 观察植物形态→核对文献→核对标本
    E. 观察植物形态→核对标本→核对文献

26. 川乌的主要毒性成分是（   ）
    A. 双酯型   B. 单酯型
    C. 季铵型   D. 醇胺型
    E. 有机胺类

27. 适合作润湿剂的表面活性剂的 HLB 值为（   ）
    A. 8～13   B. 8～16
    C. 7～9   D. 3～8
    E. 5～10

28. 延缓药物水解的方法不包括（   ）
    A. 调节 pH 值   B. 驱逐氧气
    C. 改变溶剂   D. 降低温度
    E. 制成干燥固体

29. 莱菔子宜采用的炮制方法是（   ）
    A. 土炒   B. 麸炒
    C. 炒炭   D. 炒黄
    E. 炒焦

30. 生物半衰期是药物在体内的量或血药浓度消除（   ）所需要的时间。
    A. 50%   B. 63.2%
    C. 10%   D. 90%
    E. 20%

31. 含有具光敏作用的呋喃香豆素类化合物的中药是（   ）
    A. 补骨脂   B. 莪术
    C. 牛蒡子   D. 斑蝥
    E. 黄连

32. 表面黄白色或淡棕黄色；质松泡；气微，味微甘的药材是（   ）
    A. 玉竹   B. 山药
    C. 桔梗   D. 地黄
    E. 南沙参

33. 关于眼用制剂质量要求的说法，错误的是(   )
    A. 眼用制剂在启用后最多可使用 5 周
    B. 供外科手术用的眼用制剂不得添加抑菌剂
    C. 眼内注射溶液应采用一次性包装
    D. 急救用的眼用制剂不得添加抗氧剂
    E. 眼用半固体制剂每个容器的装量应不超过 5g

34. 花蕾呈研棒状，长 1~2cm，表面红棕色或暗棕色，花瓣内的雄蕊和花柱搓碎后可见众多黄色细粒状花药的花类药材是（   ）
    A. 金银花　　　　　　　B. 洋金花
    C. 款冬花　　　　　　　D. 丁香
    E. 红花

35. 宿萼入药的药材是（   ）
    A. 甜瓜蒂　　　　　　　B. 橘络
    C. 龙眼肉　　　　　　　D. 地肤子
    E. 柿蒂

36. 下列选项中，关于小茴香的性状描述，正确的是（   ）
    A. 类圆球形，两端平
    B. 椭圆形
    C. 以颗粒饱满、色黄绿、气香浓者为佳
    D. 背面有 5 条薄而明显的突起纵棱
    E. 黄红色或淡红色

37. 根头部具有横环纹，习称"蚯蚓头"的药材是（   ）
    A. 防风　　　　　　　　B. 川芎
    C. 柴胡　　　　　　　　D. 太子参
    E. 白术

38. 褐藻贮存的养分主要是（   ）
    A. 甘露醇　　　　　　　B. 麦角甾醇
    C. 生物碱　　　　　　　D. 维生素
    E. 卵磷脂

39. 石决明来源于（   ）动物的贝壳。
    A. 珍珠贝科　　　　　　B. 鲍科
    C. 海龙科　　　　　　　D. 牡蛎科
    E. 蚌科

40. 关于槐花的采收叙述正确的是（   ）
    A. 冬末春初花未开放时采收，除去枝梗及杂质，阴干
    B. 夏季花开放或花蕾形成时采收，及时干燥，除去枝、梗及杂质
    C. 当花蕾由绿色转红时采摘，晒干
    D. 夏初花开放前采收，干燥

E. 5~6月采取未开放的花蕾，置通风处阴干

二、配伍选择题（每题1分，共60题，共60分）题目分为若干组，每组题目对应同一组备选项，备选项可重复选用，也可不选用。每题只有1个备选项最符合题意。

A. 《五十二病方》　　　　B. 《神农本草经》
C. 《诗经》　　　　　　　D. 《证类本草》
E. 《本草纲目》

41. 我国已知最早的药物学专著是（　　）
42. 我国第一部诗歌总集是（　　）
43. 我国16世纪以前医药成就的大总结是（　　）

A. 秋、冬季　　　　　　　B. 果实成熟时
C. 开花前或果实未成熟前　D. 花含苞待放时
E. 全年均可

44. 种子类药材一般应在（　　）采收。
45. 根类及根茎类药材一般应在（　　）采收。
46. 花类药材一般应在（　　）采收。
47. 叶类药材一般应在（　　）采收。

A. 蜈蚣　　　　　　　　　B. 海马
C. 全蝎　　　　　　　　　D. 土鳖虫
E. 斑蝥

48. 呈扁平卵形，先端较狭，后端较宽，背部紫褐色，有光泽，无翅的药材是（　　）
49. 头胸部与前腹部成扁平长椭圆形，后腹部呈尾状，末节有锐钩状毒刺的药材是（　　）

A. 五碳醛糖　　　　　　　B. 糖醛酸
C. 六碳醛糖　　　　　　　D. 2,6-去氧糖
E. 二糖

50. 木糖为（　　）
51. 洋地黄毒苷为（　　）

A. 何首乌　　　　　　　　B. 桃仁
C. 郁李仁　　　　　　　　D. 芦荟
E. 决明子

52. 主要化学成分是脂溶性物质、蛋白质、甾醇及其糖苷类、黄酮类、酚酸类等的是（　　）

53. 具有补肝肾、益精血、乌须发、强筋骨功效的是（   ）
54. 具有抑制葡萄球菌生长，收缩子宫、降压、降血清胆固醇功效的是（   ）

    A. 喜树碱   B. 石蒜碱
    C. 氧化苦参碱   D. 麻黄碱
    E. 槟榔次碱

55. 既可溶于水，又可溶于三氯甲烷的是（   ）
56. 具有配位键结构，可溶于水的是（   ）
57. 可溶于碳酸氢钠溶液的是（   ）
58. 不溶于一般的有机溶液，而溶于酸性三氯甲烷的是（   ）

    A. 二氢黄酮   B. 异黄酮
    C. 黄酮   D. 花色素
    E. 查耳酮

59. 本身显黄色至橙黄色的黄酮类化合物是（   ）
60. 本身显浅黄色的黄酮类化合物是（   ）

    A. 润滑剂   B. 润湿剂
    C. 黏合剂   D. 崩解剂
    E. 吸收剂

61. 片剂制备过程中，辅料淀粉浆用作（   ）
62. 片剂制备过程中，辅料硬脂酸镁用作（   ）
63. 片剂制备过程中，辅料碳酸氢钠用作（   ）

    A. 二氢黄酮   B. 黄酮苷
    C. 3－OH 和 5－OH 黄酮   D. 查耳酮
    E. 邻二酚羟基黄酮

64. 四氢硼钠可用（   ）检识
65. 二氯氧化锆可用（   ）检识
66. 醋酸镁（显蓝色荧光）可用（   ）检识

    A. 初春发芽前   B. 夏季植体枯萎时
    C. 春末夏初   D. 全年均可
    E. 秋、冬两季

67. 黄柏的适宜采收时间是（   ）
68. 太子参的适宜采收时间是（   ）

    A. 能软、能下   B. 能燥、能泄

C. 能补、能缓 D. 能收、能涩
E. 能散、能行

69. 辛味的作用特点是（　）
70. 甘味的作用特点是（　）
71. 苦味的作用特点是（　）

A. 复制 B. 发芽
C. 发酵 D. 蒸
E. 煮

72. 时间可选在春、秋季，地点应选在阴凉处，避免暴晒的是（　）
73. 之前应进行杀菌、杀虫处理的是（　）

A. 费休法 B. 烘干法
C. 减压干燥法 D. 甲苯法
E. 气相色谱法

74. 适用于不含和少含挥发性成分的药品的是（　）
75. 适用于含挥发性成分的药品的是（　）

A. 防己 B. 雷公藤
C. 洋金花 D. 山豆根
E. 延胡索

76. 《中国药典》规定，以阿托品为质量控制成分之一的中药是（　）
77. 《中国药典》规定，以苦参碱为质量控制成分之一的中药是（　）
78. 《中国药典》规定，以东莨菪碱为质量控制成分之一的中药是（　）

A. 固体分散体 B. 控释制剂
C. 微囊 D. 免疫微球
E. 脂质体

79. 在规定介质中，可以按要求缓慢恒速释放药物的是（　）
80. 具有主动靶向作用的是（　）

A. 没药 B. 儿茶
C. 血竭 D. 乳香
E. 冰片

81. 呈长卵形滴乳状、类圆形颗粒或黏合成大小不等的不规则块状物，表面黄白色，破碎面有玻璃样光泽或蜡样光泽的药材是（　）
82. 呈方形或不规则块状，表面棕褐色或黑褐色，光滑而稍具光泽，质硬，易碎，有细孔，遇潮有黏性，气微，味涩、苦，略回甜的药材是（　）

A. 茶剂 B. 茶块
C. 袋泡茶 D. 锭剂
E. 膏剂

83. 含茶叶或不含茶叶的饮片粗粉或提取物用沸水泡服或煎服的制剂（   ）
84. 将提取物或饮片细粉喷入或拌入茶叶中，干燥灭菌后装入茶袋中的制剂（   ）
85. 将药物细粉加适宜的黏合剂制成软材或颗粒，并压制成一定形状的制剂（   ）

A. pH 低 B. 胃排空速率减小时
C. pH 值高 D. 油/水分配系数大
E. 油/水分配系数小

86. （   ）有利于酸性药物吸收。
87. （   ）有利于弱酸性药物在胃中的吸收。
88. （   ）有利于碱性药物吸收。

89. 内含咖啡酸和奎宁酸结构片段，有抗菌作用的化合物是（   ）
90. 内含二萜内酯结构，有抗炎作用的化合物是（   ）

A. 松贝 B. 青贝
C. 炉贝 D. 大贝
E. 珠贝

91. 直径 0.5~2.5cm，表面类白色或浅棕黄色，相对抱合，顶端开裂而略尖，基部稍尖或较钝的是（   ）
92. 直径 0.3~0.9cm，表面类白色，外层鳞叶 2 瓣，大小悬殊，习称"怀中抱月"的

是（　　）

A. 髓部异常复合维管束的形成层成环，其射线呈星状射出
B. 皮部有4~11个类网形异常维管束环列
C. 黄白色小点排列成数轮同心环
D. 草酸钙方晶或簇晶
E. 朱砂点

93. 牛膝药材的特征是（　　）
94. 何首乌药材的断面特征是（　　）

A. 河砂　　　　　　　　　B. 滑石粉
C. 稻米　　　　　　　　　D. 灶心土
E. 蛤粉

95. 具有补中益气作用的炮制辅料是（　　）
96. 具有温中止泻作用的炮制辅料是（　　）
97. 具有化痰软坚作用的炮制辅料是（　　）

A. 安徽、湖北、四川　　　B. 辽宁、河北、内蒙古
C. 泰国、柬埔寨、印度尼西亚　D. 广东、云南、海南
E. 江西、四川、湖北

98. 木瓜主产于（　　）
99. 枳壳主产于（　　）
100. 砂仁主产于（　　）

三、综合分析选择题（每题1分，共10题，共10分）题目分为若干组，每组题目基于同一个临床情景病例、实例或案例的背景信息逐题展开。每题的备选项中，只有1个最符合题意。

中药方剂有因剂型改变而方名改变者，如传统方理中丸与人参汤，两方均由干姜、白术、人参、甘草组成，用量完全相同。前者制法是共为细末，炼蜜为丸如鸡子黄大；后者为汤剂。通常临床所见疾病往往复杂多变，可谓病有缓急，证有表里。同一中药处方可因剂型不同，作用有所差异。应根据病情的不同，选择不同的剂型给药。

101. 人参汤主治病证与病势不包括（　　）
A. 心胸痞闷　　　　　　　B. 四肢不温
C. 病势较缓　　　　　　　D. 气从胁下上逆抢心
E. 中、上二焦虚寒之胸痹

102. 理中丸为大蜜丸，《中国药典》对大蜜丸溶散时限的规定是（　　）
A. 不检查溶散时限　　　　B. 应在30分钟内溶散
C. 应在1小时内溶散　　　　D. 应在2小时内溶散

E. 应按肠溶衣片崩解时限检查法检查
103. 处方中甘草的主要成分为甘草酸，其结构类型属于（　　）
    A. 木脂素类 B. 三萜皂苷类
    C. 甾体皂苷类 D. 生物碱类
    E. 香豆素类

地黄生用和炮制后的功效有所不同。
104. 生地黄的功效是（　　）
    A. 清热、生津、凉血、止血 B. 补血止血
    C. 活血补血 D. 滋阴补血，益精填髓
    E. 清热凉血，养阴生津
105. 熟地黄的功效是（　　）
    A. 滋阴养血，益精填髓 B. 清热凉血，养阴生津
    C. 活血补血 D. 补血止血
    E. 清热、生津、凉血、止血
106. 鲜地黄的功效是（　　）
    A. 补血止血 B. 清热凉血，养阴生津
    C. 凉血止血 D. 滋阴补血，益精填髓
    E. 清热、生津、凉血、止血
107. 生地炭的功效是（　　）
    A. 清热、生津、凉血、止血 B. 滋阴补血，益精填髓
    C. 凉血止血 D. 补血止血
    E. 清热凉血，养阴生津

某药厂生产的清开灵注射液，其药物组成包括胆酸、珍珠母（粉）、猪去氧胆酸、栀子、水牛角（粉）、板蓝根、黄芩苷、金银花。附加剂为依地酸二钠、硫代硫酸钠、甘油。具有清热解毒、化瘀通络、醒神开窍作用。
108. 附加剂硫代硫酸钠用作（　　）
    A. 抗氧剂 B. 增溶剂
    C. 抑菌剂 D. pH 调节剂
    E. 渗透压调节剂
109. 根据中药注射剂生产要求，处方中原料药应固定产地，板蓝根的生产地是（　　）
    A. 广东 B. 山西
    C. 河北 D. 四川
    E. 黑龙江
110. 处方中胆酸的化学结构类型属于（　　）
    A. 二萜 B. 黄酮
    C. 蒽醌 D. 香豆素
    E. 甾体

四、多项选择题（每题1分，共10题，共10分）下列每小题的备选答案中，有两个或两个以上符合题意的正确答案，多选、少选、错选、不选均不得分。

111. 五味的不良作用有（　　）
    A. 甘味能腻膈碍胃
    B. 大多酸、涩味药能敛邪
    C. 辛味能耗气伤阴
    D. 苦味能伤津伐胃
    E. 淡味能伤阳

112. 中药中有机化合物结构鉴定的常用方法有（　　）
    A. 质谱
    B. 紫外光谱
    C. 红外光谱
    D. 核磁共振谱
    E. 高效液相色谱

113. 胆汁酸的显色反应有（　　）
    A. Legal 反应
    B. Pettenkofer 反应
    C. Keller – Kiliani 反应
    D. Gregory Pascoe 反应
    E. Hammarsten 反应

114. 炒黄操作时，炒制程度可从（　　）方面判断。
    A. 对比看
    B. 听爆声
    C. 闻香气
    D. 看断面
    E. 看硬度

115. 胶剂原料的种类有（　　）
    A. 皮类
    B. 骨类
    C. 甲类
    D. 油类
    E. 角类

116. 治疗急症宜选用的药物剂型有（　　）
    A. 糊丸
    B. 舌下片
    C. 气雾剂
    D. 贴膏剂
    E. 注射剂

117. 制备固体分散体常用的水溶性载体材料有（　　）
    A. 醋酸纤维素酞酸酯
    B. 聚丙烯树脂类
    C. 聚乙二醇类
    D. 聚维酮类
    E. 乙基纤维素

118. 主要化学成分为三萜皂苷的中药有（　　）
    A. 甘草
    B. 黄芪
    C. 人参
    D. 三七
    E. 合欢皮

119. 牛黄中的化学成分属于甾体类化合物的有（　　）
    A. 胆酸
    B. 石胆酸
    C. 牛磺酸
    D. 去氧胆酸
    E. 甘氨酸

120. 药用部分是动物干燥全体的药材有（   ）
    A. 全蝎   B. 斑蝥
    C. 蜈蚣   D. 鳖甲
    E. 蛤蚧

模拟试卷（二）参考答案及解析

一、最佳选择题

1.【试题答案】 C

【试题解析】本题考查要点是"归经"。归，即归属，指药物作用的归属；经，即人体的脏腑经络。归经，即药物作用的定位。就是把药物的作用与人体的脏腑经络密切联系起来，以说明药物作用对机体某部分的选择性，从而为临床辨证用药提供依据。因此，本题正确答案为C。

2.【试题答案】 D

【试题解析】本题考查要点是"常用的产地加工方法"。《中国药典》规定的药材产地加工的干燥方法如下：①烘干、晒干、阴干均可的，用"干燥"表示；②不宜用较高温度烘干的，则用"晒干"或"低温干燥"（一般不超过60℃）表示；③烘干、晒干均不适宜的，用"阴干"或"晾干"表示；④少数药材需要短时间干燥，则用"暴晒"或"及时干燥"表示。因此，本题的正确答案为D。

3.【试题答案】 A

【试题解析】本题考查要点是"方剂与组方原则"。使药意义有二：一是引经药，即引方中诸药直达病所的药物；二是调和药，即调和诸药的作用，使其合力祛邪。使药的药力小于臣药，用量亦轻。因此，本题的正确答案为A。

4.【试题答案】 D

【试题解析】本题考查要点是"胆汁酸的结构特点"。天然胆汁酸是胆烷酸的衍生物，在动物的胆汁中它们通常与甘氨酸或牛磺酸的氨基以酰胺键结合成甘氨胆汁酸或牛磺胆汁酸，并以钠盐形式存在。胆烷酸的结构中有甾体母核，其中B/C环稠合皆为反式，C/D环稠合也多为反式，而A/B环稠合有顺反两种异构体形式。母核上的C-10位和C-13位的角甲基皆为β-取向，C-17位上连接的戊酸侧链也是β-取向，结构中多有羟基存在，羟基结合点往往在C-3、C-7和C-12位上，羟基的取向既有α型也有β型。有时在母核上也可见到双键、羰基等基团的存在。甾体母核A/B环为顺式稠合时称为正系，若为反式稠合则为别系，如胆酸为正系，别胆酸则为别系。所以，胆汁酸类化合物母核属于甾体化合物。因此，本题的正确答案为D。

5.【试题答案】 E

【试题解析】本题考查要点是"含黄酮类化合物的常用中药"。槐米中的芦丁含量高达23.5%，槐花开放后降至13.0%。A含黄芪甲苷；B含柴胡皂苷；C含姜黄酮；D含知母皂苷。因此，本题的正确答案为E。

6. 【试题答案】 C

【试题解析】本题考查要点是"中药化学成分的分离与精制"。利用酸碱性进行分离：对酸性、碱性或两性有机化合物来说，常可通过加入酸、碱以调节溶液的pH，改变分子的存在状态（游离型或解离型），从而改变溶解度而实现分离。例如，一些生物碱类在用酸性水从药材中提出后，加碱调至碱性即可从水中沉淀析出（酸/碱法）。因此，本题的正确答案为C。

7. 【试题答案】 D

【试题解析】本题考查要点是"挥发油"。①挥发油也称精油，是存在于植物体内的一类可随水蒸气蒸发、与水不相混溶的挥发性油状液体。大多具有芳香嗅味，并且有多方面较强的生物活性，为中药所含有的一类中药化学成分；②挥发油具有止咳、平喘、祛痰、消炎、祛风、健胃、解热、镇痛、解痉、杀虫、抗癌、利尿、降压和强心等药理作用；常温下，挥发油大多为无色或淡黄色的透明液体，少数具有其他颜色，如奥类多显蓝色，佛手油显绿色，桂皮油显红棕色。④常温下，可自然挥发，如将挥发油涂在纸上，较长时间放置后，挥发油因挥发而不留痕迹，油脂则留下永久性油迹，据此可区别二者。因此，本题的正确答案为D。

8. 【试题答案】 C

【试题解析】本题考查要点是"麻黄碱的理化性质"。麻黄碱和伪麻黄碱为无色结晶，游离麻黄碱含水物熔点为40℃。两者均具有挥发性。所以，选项A的叙述是正确的。由于麻黄碱和伪麻黄碱为有机仲胺衍生物，碱性较强。所以，选项B的叙述是正确的。麻黄碱和伪麻黄碱的分子较小，且属芳烃仲胺生物碱，其溶解性与一般的生物碱不完全相同。所以，选项C的叙述是不正确的。游离的麻黄碱可溶于水，但伪麻黄碱在水中的溶解度较麻黄碱小。所以，选项D的叙述是正确的。麻黄碱和伪麻黄碱也能溶解于三氯甲烷、乙醚、苯及醇类溶剂中。所以，选项E的叙述是正确的。因此，本题的正确答案为C。

9. 【试题答案】 C

【试题解析】本题考查要点是"含氰苷类化合物的常用中药"。郁李仁主要化学成分为郁李仁苷A、郁李仁苷B、苦杏仁苷、香草酸、原儿茶酸、熊果酸，以及黄酮类化合物阿福豆苷、山柰苷等，《中国药典》以苦杏仁苷为指标成分进行含量测定，规定苦杏仁苷含量不低于2.0%。因此，本题的正确答案为C。

10. 【试题答案】 D

【试题解析】本题考查要点是"全草类中药——紫花地丁"。紫花地丁的性状特征：多皱缩成团，主根长圆锥形，直径1~3mm；淡黄棕色，有细纵皱纹。叶基生，灰绿色，叶片展平后呈披针形或卵状披针形，长1.5~6cm，宽1~2cm；先端钝，基部截形或稍心形，边缘具钝锯齿，两面有毛；叶柄细，长2~6cm，上部具明显狭翅。花茎纤细；花瓣5，紫堇色；花距细管状。蒴果椭圆形或3裂，种子多数，淡棕色。气微，味微苦而稍黏。因此，本题的正确答案为D。

11.【试题答案】 D

【试题解析】本题考查要点是"煎膏剂"。煎膏剂系指饮片用水煎煮,取煎煮液浓缩,加炼蜜或糖(或转化糖)制成的半流体制剂。因此,本题的正确答案为D。

12.【试题答案】 C

【试题解析】本题考查要点是"软膏剂"。羊毛脂又称无水羊毛脂,为淡黄色黏稠半固体,熔点36～42℃,因含胆甾醇、异胆甾醇与羟基胆甾醇及其酯而有较大的吸水性,可吸水150%、甘油140%、70%的乙醇40%。由于羊毛脂的组成与皮脂分泌物相近,故可提高药物的渗透性。常与凡士林合用,调节凡士林的渗透性和吸水性。因此,本题的正确答案为C。

13.【试题答案】 A

【试题解析】本题考查要点是"生物碱的溶解性"。苦参碱的溶解性比较特殊,既可溶于水,又能溶于三氯甲烷、乙醚、苯、二硫化碳等亲脂性溶剂。所以,选项A符合题意。选项B中,氧化苦参碱是苦参碱的N-氧化物,具半极性配位键,其亲水性比苦参碱更强,易溶于水,可溶于三氯甲烷,但难溶于乙醚。选项C中,亲水性生物碱中的酰胺类生物碱:由于酰胺在水中可形成氢键,所以在水中有一定的溶解度,如秋水仙碱、咖啡碱。选项D中,游离小檗碱能缓缓溶解于水中,易溶于热水或热乙醇,在冷乙醇中溶解度不大,难溶于苯、三氯甲烷、丙酮等有机溶剂。醇式或醛式小檗碱为亲脂性成分,可溶于乙醚等亲脂性有机溶剂。选项E中,莨菪碱亲脂性较强,易溶于乙醇、三氯甲烷,可溶于四氯化碳、苯,难溶于水。因此,本题的正确答案为A。

14.【试题答案】 C

【试题解析】本题考查要点是"五味"。酸味能收敛固涩,生津安蛔,但是可以收敛邪气,固邪未尽之证均当慎用。因此,本题正确答案为C。

15.【试题答案】 C

【试题解析】本题考查要点是"炒法"。炒苍耳子:取净苍耳子,置炒制容器内,用中火加热,炒至黄褐色,刺焦时即可,碾去刺,筛净。用时捣碎。炒牛蒡子、炒栀子、炒芥子、炒莱菔子皆用文火。因此,本题正确答案为C。

16.【试题答案】 B

【试题解析】本题考查要点是"香豆素的理化性质"。香豆素类及其苷因分子中具有内酯环,在热稀碱溶液中,内酯环可以开环生成顺邻羟基桂皮酸盐,加酸又可重新闭环成为原来的内酯。所以,可利用香豆素类具有内酯环这一特性,采用碱溶酸沉法提取香豆素类化合物。因此,本题的正确答案为B。

17.【试题答案】 B

【试题解析】本题考查要点是"注射剂的附加剂"。常用抑菌剂为0.5%苯酚、0.3%甲酚、0.5%三氯叔丁醇、0.01%硫柳汞等。常用的止痛剂有三氯叔丁醇、盐酸普鲁卡因、盐酸利多卡因等。因此,本题正确答案为B。

18.【试题答案】 B

【试题解析】本题考查要点是"酒炙黄连"。酒炙黄连能引药上行，缓其寒性，善清头目之火。因此，本题的正确答案为B。

19.【试题答案】 E

【试题解析】本题考查要点是"吸入气雾剂的吸收与影响因素"。肺泡为吸入气雾剂的主要吸收部位。因此，本题的正确答案为E。

20.【试题答案】 C

【试题解析】本题考查要点是"土炒"。土炒炮制时，每100kg药物用土粉25～30kg。因此，本题的正确答案是C。

21.【试题答案】 D

【试题解析】本题考查要点是"合剂的质量要求"。合剂若加蔗糖，除另有规定外，含蔗糖量以g/mL计，含糖量一般不高于20%。因此，本题的正确答案为D。

22.【试题答案】 C

【试题解析】本题考查要点是"中药材的产地"。川药主产地四川、西藏等。如川贝母、川芎、黄连、川乌、附子、麦冬、丹参、干姜、白芷、天麻、川牛膝、川楝子、川楝皮、川续断、花椒、黄柏、厚朴、金钱草、五倍子、冬虫夏草、麝香等。因此，本题正确答案为C。

23.【试题答案】 D

【试题解析】本题考查要点是"鳖甲的炮制"。①醋鳖甲：取砂，置炒制容器内，用武火加热至滑利状态，容易翻动时，投入大小分档的净鳖甲，炒至外表淡黄色，质酥脆时，取出，筛去砂，趁热投入醋液中稍浸，捞出，干燥，捣碎。②醋鳖甲质变酥脆，易于粉碎及煎出有效成分，并能够矫臭矫味。醋制还能增强药物入肝消积、软坚散结的作用。常用于癥瘕积聚，月经闭停。鳖甲炮制前后蛋白质含量基本接近，但炮制后煎出率显著提高。另外，炮制后 Zn、Fe、Se 及 Ca 的含量明显提高。因此，本题的正确答案是D。

24.【试题答案】 B

【试题解析】本题考查要点是"煨制的辅料"。可以用作煨制辅料的有麦麸、滑石粉、纸、面粉。因此，本题的正确答案为B。

25.【试题答案】 D

【试题解析】本题考查要点是"中药的真实性鉴定——基原鉴定"。基原鉴定的内容包括：原植（动）物的科名、植（动）物名、拉丁学名、药用部位；矿物药的类、族、矿石名或岩石名。以原植物鉴定为例，其步骤为观察植物形态→核对文献→核对标本。因此，本题的正确答案是D。

26.【试题答案】 A

【试题解析】本题考查要点是"含生物碱类化合物的常用中药"。乌头生物碱的结构复杂、结构类型多。其重要和含量较高的有乌头碱、次乌头碱和新乌头碱。《中国药典》以三者为指标成分进行定性鉴定和含量测定。由于C-14和C-8位的羟基常和乙酸、苯甲酸结合成酯，故称他们为二萜双酯型生物碱。乌头碱、次乌头碱、新乌头碱等为双酯型生物碱，具有麻辣味，毒性极强，是乌头的主要毒性成分。因此，本题的正确答案为A。

27. 【试题答案】 C

【试题解析】本题考查要点是"表面活性剂的基本性质"。HLB值在15～18的表面活性剂适宜用作增溶剂；HLB值在8～16的表面活性剂适宜用作O/W型乳化剂；HLB值在3～8的表面活性剂适宜用作W/O型乳化剂；HLB值在7～9的表面活性剂适宜用作润湿剂。因此，本题的正确答案是C。

28. 【试题答案】 B

【试题解析】本题考查要点是"延缓药物水解的方法"。延缓药物水解的方法有：①调节pH值；②改变溶剂；③降低温度；④制成干燥固体。因此，本题的正确答案是B。

29. 【试题答案】 D

【试题解析】本题考查要点是"常用饮片的炮制方法——炒法"。适宜炒黄的有牛蒡子、芥子、王不留行、莱菔子、苍耳子、槐花。因此，本题的正确答案为D。

30. 【试题答案】 A

【试题解析】本题考查要点是"生物半衰期"。生物半衰期是指体内药量或血药浓度消除一半所需要的时间。因此，本题的正确答案是A。

31. 【试题答案】 A

【试题解析】本题考查要点是"苯丙素类化合物的理化性质"。许多香豆素具有光敏作用。呋喃香豆素外涂或内服后经日光照射可引起皮肤色素沉着。在所有的呋喃香豆素类化合物中，补骨脂素和异补骨脂素是中药补骨脂主要的有效成分，也是研究最多、最深入的呋喃香豆素，此类化合物主要是通过光敏反应发挥生物效应，可用于治疗白斑病。因此，本题正确答案为A。

32. 【试题答案】 E

【试题解析】本题考查要点是"南沙参的性状鉴别"。南沙参体轻，质松泡，易折断，断面不平坦，黄白色，多裂隙。气微，味微甘。因此，本题的正确答案为E。

33. 【试题答案】 A

【试题解析】本题考查要点是"眼用制剂生产与贮藏的有关规定"。眼用制剂应避光密封贮存，在启用后最多可使用4周。因此，本题的正确答案为A。

34. 【试题答案】 D

【试题解析】本题考查要点是"常用花类中药——丁香的性状鉴别"。丁香药材性状：略呈研棒状，长1～2cm。花冠圆球形，直径0.3～0.5cm，花瓣4，覆瓦状抱合，棕褐色至褐黄色，花瓣内为雄蕊和花柱，搓碎后可见众多黄色细粒状的花药。萼筒圆柱状，略扁，有的稍弯曲，长0.7～1.4cm，直径0.3～0.6cm，红棕色或棕褐色，上部有4枚三角状的萼片，十字状分开。质坚实，富油性。气芳香浓烈，味辛辣、有麻舌感。因此，本题的正确答案为D。

35.【试题答案】 E

【试题解析】本题考查要点是"果实类中药的药用部位"。果实类中药的药用部位通常是采用完全成熟或将近成熟的果实,少数为幼果,如枳实。多数采用完整的果实,如枸杞子;有的采用果实的一部分或部分果皮或全部果皮,如陈皮、大腹皮等。也有采用带有部分果皮的果柄,如甜瓜蒂。或果实上的宿萼,如柿蒂。甚至仅采用中果皮部分的维管束组织,如橘络、丝瓜络。有的采用整个果穗,如桑椹。因此,本题的正确答案为E。

36.【试题答案】 C

【试题解析】本题考查要点是"常用果实及种子类中药——小茴香的性状鉴别"。小茴香药材为双悬果,呈圆柱形,有的稍弯曲,长4~8mm,直径1.5~2.5mm。表面黄绿色或淡黄色,两端略尖,顶端残留有黄棕色突起的柱基,基部有时有细小的果梗。分果呈长椭圆形,背面有纵棱5条,接合面平坦而较宽。有特异香气,味微甜、辛。以颗粒饱满、色黄绿、气香浓者为佳。因此,本题的正确答案为C。

37.【试题答案】 A

【试题解析】本题考查要点是"中药的真实性鉴定"。传统的经验鉴别术语形象生动,易懂好记,如党参根顶端具有的瘤状茎残基术语称"狮子头",防风的根头部具有的横环纹习称"蚯蚓头",海马的外形鉴定术语称"马头蛇尾瓦楞身"等。因此,本题的正确答案为A。

38.【试题答案】 A

【试题解析】本题考查要点是"褐藻贮存的养分"。绿藻多数生活在淡水中,极少数生活在海水中。植物体呈蓝绿色。贮存的养分主要是淀粉,其次是油类。药用的绿藻有石莼及孔石莼等。红藻绝大多数生长在海水中。植物体多数呈红色至紫色。贮存的养分通常为红藻淀粉,有的为可溶性红藻糖。药用的红藻有鹧鸪菜、海人草等。褐藻是藻类中比较高级的一大类群,绝大多数生活在海水中。植物体常呈褐色。贮存的养分主要是可溶性的褐藻淀粉、甘露醇和褐藻胶,细胞中常含碘,如海带中含碘量高达0.34%。药用的褐藻有海藻、昆布等。因此,本题的正确答案为A。

39.【试题答案】 B

【试题解析】本题考查要点是"常用动物类中药——石决明的来源"。石决明为软体动物门鲍科动物杂色鲍、皱纹盘鲍、羊鲍、澳洲鲍、耳鲍或白鲍的贝壳。因此,本题的正确答案为B。

40.【试题答案】 B

【试题解析】本题考查要点是"常用花类中药——槐花的采收加工"。槐花在夏季花开放或花蕾形成时采收,及时干燥,除去枝、梗及杂质。因此,本题的正确答案为B。

二、配伍选择题

41~43.【试题答案】 B、C、E

【试题解析】本组题考查要点是"古代中药鉴定知识与本草"。①《神农本草经》为我国已知最早的药物学专著。②《诗经》是我国第一部诗歌总集，其中记载有葛、苓、芍药、蒿、芩等50多种药用植物的产地、采集、性状等知识。③《本草纲目》是明代对药学贡献最大的本草著作。李时珍参阅了经史百家著作和历代本草800多种，历经27年，编写成52卷，约200万字，载药1892种的巨著《本草纲目》。其中新增药物374种，附药图1109幅，附方有11096条。这部著作是我国16世纪以前医药成就的大总结。本书以药物自然属性作为分类基础，每药标名为纲，列事为目，名称统一，结构严谨，为自然分类的先驱。

44～47.【试题答案】　B、A、D、C

【试题解析】本组题考查要点是"植物药的采收原则"。①果实种子类：多在自然成熟或将近成熟时采收。少数采收幼果，如枳实、青皮等。种子类药材需在果实成熟时采收。②根及根茎类：一般在秋、冬季节植物地上部分将枯萎时及春初发芽前或刚露苗时采收，此时根或根茎中贮藏的营养物质最为丰富，通常含有效成分和产量均比较高。③花类：多在含苞待放时采收，如金银花、辛夷、丁香、槐米等；在花初开时采收的如红花、洋金花等；在花盛开时采收的如菊花、番红花等。对花期较长、花朵陆续开放的植物，应分批采摘，以保证质量。一般不宜在花完全盛开后采收，开放过久几近衰败的花朵，不仅会影响药材的颜色、气味，而且有效成分的含量也会显著减少。④叶类：多在植物光合作用旺盛期，开花前或果实未成熟前采收，如艾叶、臭梧桐叶等。少数药材宜在秋、冬时节采收，如桑叶等。

48～49.【试题答案】　D、C

【试题解析】本组题考查要点是"常用动物类中药的形状"。①呈扁平卵形，先端较狭，后端较宽，背部紫褐色，有光泽，无翅的药材是为土鳖虫。②头胸部与前腹部成扁平长椭圆形，后腹部呈尾状，末节有锐钩状毒刺的药材为全蝎。

50～51.【试题答案】　A、D

【试题解析】本组题考查要点是"糖及其分类"。①木糖为五碳醛糖。②洋地黄毒苷为2,6-去氧糖。

52～54.【试题答案】　B、A、E

【试题解析】本组题考查要点是"含氰苷类化合物常用中药和含醌类化合物常用中药"。①何首乌为常用中药，具有补肝肾、益精血、乌须发、强筋骨之功效。何首乌中的蒽醌类成分具有降血脂、抗动脉粥样硬化、抗菌、润肠通便等药理作用；还可抗肿瘤即提高免疫功能；抗衰老即促进学习记忆力的作用。②桃仁中的主要化学成分是脂溶性物质、蛋白质、甾醇及其糖苷类、黄酮类、酚酸类等，其中脂溶性成分占桃仁干质量的50%，蛋白质占2%；桃仁含有氰苷化合物，其中苦杏仁苷的量为1.5%～3.0%，《中国药典》以苦杏仁苷为指标陈芬进行含量测定，规定苦杏仁苷含量不低于2.0%。③郁李仁为蔷薇科植物欧李、郁李或长柄扁桃的干燥成熟种子。郁李仁的主要化学成分为郁李仁苷A、郁李仁苷B、苦杏仁苷、香草酸、原儿茶酸、熊果酸，以及黄酮类化合物阿福豆苷、山柰苷等，《中国药典》以苦杏仁为指标成分进行含量测定，规定苦杏仁不低于2.0%。④芦荟的主要成分有芦荟大黄酸、大黄酸、大黄素、大黄素甲醚等。大黄酸具有抑菌、抗病毒作用，大黄素、芦荟大黄素有抗肿瘤的作用,芦荟酸和芦荟泻素的药用价值为健胃和通便,芦荟毒素具有抗癌、抗病毒、抗菌的作用。⑤决明子含决明素、决明内酯、大黄酚、大黄素、大黄酸、大黄素蒽酮等,对视神经有良好的保护作用,常用于治疗白内障、视网膜炎、视神经萎缩、青光眼、眼结膜炎等疾病。决明子具有抑制葡萄球菌生长,收缩子宫、降压、降血清胆固醇的功效。

55~58.【试题答案】 D、C、E、A

【试题解析】本组题考查要点是"生物碱的理化性质"。①喜树碱不溶于一般有机溶剂,而溶于酸性三氯甲烷等。②石蒜碱难溶于有机溶剂,而溶于水。③氧化苦参碱为含 N-氧化结构的生物碱,这类生物碱具有配位键结构,可溶于水。④麻黄碱为小分子生物碱,少数分子较小而碱性较强的生物碱,即可溶于水,也可溶于三氯甲烷。⑤槟榔次碱为具有羟基的生物碱,这类见可溶于碳酸氢钠溶液。

59~60.【试题答案】 E、B

【试题解析】本组题考查要点是"黄酮类化合物的性状"。一般情况下,黄酮、黄酮醇及其苷类多显灰黄色至黄色;查耳酮为黄色至橙黄色;而二氢黄酮、二氢黄酮醇、异黄酮类因不具有交叉共轭体系或共轭链较短,故不显色(二氢黄酮及二氢黄酮醇)或显浅黄色(异黄酮)。

61~63.【试题答案】 C、A、D

【试题解析】本组题考查要点是"片剂的辅料"。①淀粉浆为片剂最常用的黏合剂。②硬脂酸镁用作润滑剂。③碳酸氢钠用作崩解剂。

64~66.【试题答案】 A、C、A

【试题解析】本组题考查要点是"黄酮类化合物的显色反应"。①在黄酮类化合物中,$NaBH_4$ 对二氢黄酮类化合物专属性较高,可与二氢黄酮类化合物反应产生红色至紫色。其他黄酮类化合物均不显色,可与之区别。②锆盐多用2%二氯氧化锆甲醇溶液。黄酮类化合物分子中有游离的3-或5-羟基存在时,均可与该试剂反应生成黄色的锆络合物。③镁盐常用乙酸镁甲醇溶液为显色剂,本反应可在纸上进行。试验时在滤纸上滴加一滴供试液,喷以乙酸镁的甲醇溶液,加热干燥,在紫外光灯下观察。二氢黄酮、二氢黄酮醇类可显天蓝色荧光,若具有 C_5-OH,色泽更为明显。而黄酮、黄酮醇及异黄酮类等则显黄色至橙黄色乃至褐色。

67~68.【试题答案】 C、B

【试题解析】本组题考查要点是"中药材的采收"。一般在春末夏初采收,此时树皮养分及液汁增多,形成层细胞分裂较快,皮部和木部容易剥离,伤口较易愈合,如黄柏、厚朴、秦皮等。有些中药由于植株枯萎时间较早,则在夏季采收,如浙贝母、延胡索、半夏、太子参等。但也有例外,如明党参在春天采集较好。

69~71.【试题答案】 E、C、B

【试题解析】本组题考查要点是"五味所示效用及临床应用"。①辛味:能行、能散,有发散、行气、活血作用。②甘味:能补、能缓、能和,有补虚、和中、缓急、调和药性等作用。③苦味：能泄、能燥、能坚。

72~73.【试题答案】 A、C

【试题解析】本组题考查要点是"常用饮片的炮制方法——蒸、煮、复制、发酵、发芽的注意事项"。

（1）复制的注意事项：本法操作复杂，辅料品种较多，炮制一般需较长时间，故应注意：①时间可选择在春、秋季。②地点应选择在阴凉处，避免暴晒，以免腐烂并可加入适量明矾防腐。③如要加热处理，火力要均匀，水量要多。

（2）发酵的注意事项：发酵制品以曲块表面酶衣黄白色，内部有斑点为佳，同时应有酵香香味。不应出现黑色、霉味即酸败味。故应注意：①原料在发酵前应进行杀菌、杀虫处理，以免菌感染，影响发酵质量。②发酵过程须一次完成，不中断，不停顿。③温度和湿度对发酵的速度影响很大，湿度过低或过分干燥，发酵速度慢甚至不能发酵，而温度过高则能杀死霉菌，不能发酵。

（3）发芽注意事项：发芽温度一般以18~25℃为宜，浸渍后含水量控制在42%~45%为宜。②种子的浸泡时间应依气候、环境而定，一般春、秋季宜浸泡4~6小时，冬季8小时，夏季4小时。③选用新鲜成熟的种子或果实，在发芽前应先测定发芽率，要求发芽率在85%以上。④适当避光，选择有充足氧气、通风良好的场地或容器进行发芽。⑤发芽时先长须根而后生芽，不能把须根误认为是芽。以芽长至0.2~1cm为标准，要勤加检查、淋水，以保持所需湿度，并防止发热霉烂。

（4）蒸制的注意事项：①须用液体辅料拌蒸的药物应待辅料药物被吸进后再蒸制。②蒸制时一般先用武火加热，待"圆气"（即水蒸气充满整个蒸制容器并从锅盖周围大量溢出）后改为文火，保持锅内有足够的蒸汽即可。但在非密闭容器中酒蒸时，从开始到结束要已知用文火蒸制，防止酒很快挥发，达不到酒蒸的目的。③蒸制时要注意火候，若时间太短则达不到蒸制的目的；若时间太久则影响药效，有的药物可能"上水"，致使水分过大，难于干燥。④需长时间蒸制的药物，应不断添加开水，以免蒸汽中断，特别注意不要将水蒸煮干，影响药物质量。需日夜连续蒸制者应由专人值班，以保安全。⑤加辅料蒸制完毕后，若容器内有剩余的液体辅料（蒸液），应拌入药物后进行干燥。

（5）煮制的注意事项：①大小分档。药材大小不同，对煮制时间要求不同，为了保证产品质量一致，在炮制前应先对药材进行分档。②加水量适当。加水量的多少根据要求而定。③火力适当。先用武火煮至沸腾，再改用文火，保持微沸，否则水迅速蒸发，不易向药物组织内部渗透。煮制中途需加水时，应加沸水。④及时干燥或切片。

74~75.【试题答案】 B、D

【试题解析】本组题考查要点是"水分测定法"。《中国药典》规定水分测定法有五种第一法（费休法）包括容量滴定法和库仑滴定法。第二法（烘干法）适用于不含和少挥发性成分的药品，如三七、广枣等。第三法（减压干燥法）适用于含挥发性成分发的贵重药品，如厚朴花、蜂胶等。第四法（甲苯法）适用于含挥发性成分的药品，如肉桂、肉豆蔻、砂仁等。第五法（气相色谱法），如辛夷。

76~78.【试题答案】 C、D、C

【试题解析】本组题考查要点是"含生物碱类化合物的常用中药"。洋金花主要化学成分为莨菪烷类生物碱，是由莨菪醇类和芳香族有机酸结合生成的一元酯类化合物。主要有莨菪碱（阿托品）、山莨菪碱、东莨菪碱、樟柳碱和去甲莨菪碱。《中国药典》以硫酸阿托品、氢溴酸东莨菪碱为指标成分进行鉴别和含量测定。生物碱是山豆根的主要活性成分，其生物碱大多属于喹喏里西啶类。其中以苦参碱和氧化苦参碱为主，《中国药典》以苦参碱和氧化苦参碱为指标成分进行鉴别和含量测定。

79~80.【试题答案】 B、D

【试题解析】本组题考查要点是"药物新型给药系统"。控释制剂系指在规定释放介质中，按要求缓慢地恒速释放药物，其与相应的普通制剂比较，给药频率比普通制剂减少一半或有所减少，血药浓度比缓释制剂更加平稳，且能显著增加患者顺应性的制剂。修饰的微球，采用聚合物将抗原、抗体吸附或交联成微球，称为免疫微球，可用于抗癌药物的靶向治疗、标记和分离细胞作诊断和治疗。

81~82.【试题答案】 D、B

【试题解析】本组题考查要点是"树脂类中药与其他类中药"。乳香：呈长卵形滴乳状、类圆形颗粒或黏合成大小不等的不规则块状物。大者长达2cm（乳香珠）或5cm（原乳香）。表面黄白色，半透明，被有黄白色粉末，久存则颜色加深。质脆，遇热软化。破碎面有玻璃样或蜡样光泽。具特异香气，味微苦。以颗粒状、半透明、色黄白、无杂质、气味芳香者为佳。本品燃烧时显油性，冒黑烟，有香气；加水研磨成白色或黄白色乳状液。饮片醋乳香：形如乳香。表面深黄色，显油亮。略有醋香气。儿茶：呈块状或不规则块状，大小不一。表面棕褐色或黑褐色，光滑而稍具光泽。质硬，易碎，断面不整齐，具光泽，有细孔，遇潮有黏性。气微，味涩、苦，略回甜。

83~85.【试题答案】 A、C、B

【试题解析】本组题考查要点是"茶剂的分类"。茶剂系指将饮片或提取物（液）与茶叶或其他辅料混合制成的内服制剂，可分为块状茶剂、袋装茶剂和煎煮茶剂。袋装茶剂系指将茶叶、饮片粗粉或部分饮片粗粉吸取药材提取液经干燥后，装入袋的茶剂，其中装入饮用茶袋的又称袋泡茶剂。块状茶剂可分不含糖块状茶剂和含糖块状茶剂。不含糖块状茶剂系指将饮片粗粉、碎片与茶叶或适宜的黏合剂压制成块状的茶剂；含糖块状茶剂系指将饮片提取物、饮片细粉与蔗糖等辅料压制成块的茶剂。

86~88.【试题答案】 A、B、C

【试题解析】本组题考查要点是"药物的吸收"。胃液的pH值约1.0，有利于弱酸性药物的吸收，凡是影响胃液pH值的因素均影响弱酸性药物的吸收。小肠部位肠液的pH值通常为5~7，有利于弱碱性药物的吸收，大肠黏膜部位肠液的pH值通常为8.3~8.4。胃排空速率慢，有利于弱酸性药物在胃中的吸收。但小肠是大多数药物吸收的主要部位，因此，胃排空速率快，有利于多数药物吸收。

89~100.【试题答案】　E、D

【试题解析】本组题考查要点是"其他化学成分"。图A：麻黄碱－具有手性立体异构，有收缩血管升高血压、兴奋中枢神经的作用；图B：迷迭香－具有扩张冠状动脉的作用；图C：异喹啉啶－具有一定的抗菌、消炎、止痛、抗肿瘤的活性；图D：穿心莲内脂－属于二萜内酯，具有抗炎作用；图E：绿原酸－为一分子咖啡酸与一分子奎宁酸结合而成的酯。

91~92.【试题答案】　C、A

【试题解析】本组题考查要点是"根及根茎类中药——川贝母"。①直径0.5~2.5cm，表面类白色或浅棕黄色，有的具棕色斑点。外层鳞叶2瓣，大小相近，相对抱合，顶端开裂而略尖，基部稍尖或较钝为炉贝的性状特征。②直径0.3~0.9cm，表面类白色，外层鳞叶2瓣，大小悬殊，大瓣紧抱小瓣，未抱部分呈新月形，习称"怀中抱月"，为松贝的性状特征。

93~94.【试题答案】　C、B

【试题解析】本组题考查要点是"常用根及根茎类中药的性状鉴别"。①牛膝药材呈细长圆柱形，挺直或稍弯曲，长15~70cm，直径0.4~1cm。表面灰黄色或淡棕色，有微扭曲的细纵皱纹、排列稀疏的侧根痕和横长皮孔样突起。质硬脆，易折断，受潮后变软，断面平坦，淡棕色，略呈角质样而油润，中心维管束木质部较大，黄白色，其外周散有多数黄白色点状维管束，断续排列成2~4轮。气微，味微甜而稍苦涩。②何首乌药材呈团块状或不规则纺锤形，长6~15cm，直径4~12cm。表面红棕色或红褐色，皱缩不平，有浅沟，并有横长皮孔样突起及细根痕。体重，质坚实，不易折断，切断面浅黄棕色或浅红棕色，显粉性，皮部有4~11个类圆形异型维管束环列，形成云锦状花纹，中央木部较大，有的呈木心。气微，味微苦而甘涩。

95~97.【试题答案】　C、D、E

【试题解析】本组题考查要点是"固体辅料及其作用"。稻米味甘，性平。能补中益气，健脾和胃，除烦止渴，止泻痢。灶心土味辛，性温。能温中和胃，止血，止呕，涩肠止泻等。蛤粉味咸，性寒。能清热，利湿，化痰，软坚。

98~100.【试题答案】　A、E、D

【试题解析】本组题考查要点是"常用果实及种子类中药的产地"。①木瓜主产于安徽、湖北、四川、浙江等省。以安徽宣城的宣木瓜质量最好。②枳壳主产于江西、四川、湖北、贵州等省。多系栽培。以江西清江、新干最为闻名，商品习称"江枳壳"，量大质优。③阳春砂主产于广东省，以阳春、阳江最有名。广西地区亦产，多为栽培。绿壳砂主产于云南南部临沧、文山、景洪等地。海南砂主产于海南省。

三、综合分析选择题

101.【试题答案】　C

【试题解析】本题考查要点是"方剂与组方原则"。理中丸和人参汤相比，前者共为细末，炼蜜为丸如鸡子黄大，治中焦虚寒之自利不止、呕吐腹痛、舌淡苔白、脉沉迟少力者；

后者为汤剂，主治中上二焦虚寒之胸痹，症见心胸痞闷，气从胁下上逆抢心，四肢不温等。前者虚寒较轻，病势较缓，取丸以缓治；后者虚寒较重，病势较急，取汤以速治。因此，本题正确答案为C。

102.【试题答案】　A

【试题解析】本题考查要点是"溶散时限"。溶散时限：小蜜丸、水蜜丸和水丸：1小时；浓缩丸和糊丸：2小时；滴丸：30分钟；包衣滴丸：1小时；蜡丸：人工胃液2小时无崩解，人工肠液1小时崩解；大蜜丸：不检查溶散时限。因此，本题正确答案为A。

103.【试题答案】　B

【试题解析】本题考查要点是"含三萜皂苷类化合物的常用中药"。甘草所含的三萜皂苷以甘草皂苷含量最高。因此，本题正确答案为B。

104.【试题答案】　E

【试题解析】本题考查要点是"地黄的炮制作用"。生地黄为清热凉血之品，具有清热凉血，养阴生津的作用。因此，本题的正确答案是E。

105.【试题答案】　A

【试题解析】本题考查要点是"地黄的炮制作用"。熟地黄具有补血滋阴，益精填髓的功能。因此，本题的正确答案是A。

106.【试题答案】　E

【试题解析】本题考查要点是"地黄的炮制作用"。鲜地黄具有清热生津、凉血、止血的功能。因此，本题的正确答案是E。

107.【试题答案】　C

【试题解析】本题考查要点是"地黄的炮制作用"。生地炭入血分凉血止血，用于吐血，衄血，尿血，便血，崩漏等。因此，本题的正确答案是C。

108.【试题答案】　A

【试题解析】本题考查要点是"注射剂的附加剂"。注射剂的抗氧化剂常用的有抗坏血酸、亚硫酸氢钠、焦亚硫酸钠、硫代硫酸钠等。因此，本题的正确答案为A。

109.【试题答案】　C

【试题解析】本题考查要点是"道地药材"。板蓝根主产于河北、江苏、河南、安徽。因此，本题的正确答案为C。

110.【试题答案】　E

【试题解析】本题考查要点是"含胆汁酸类成分的常用动物药"。天然胆汁酸是胆烷酸的衍生物，胆烷酸的结构中有甾体母核。因此，本题的正确答案为E。

四、多项选择题

111.【试题答案】　ABCD

【试题解析】本题考查要点是"五味的效用"。①辛味药大多能耗气伤阴，气虚阴亏者慎用。②甘味药大多能腻膈碍胃，令人中满，凡湿阻、食积、中满气滞者慎用。③酸味药大多能收敛邪气，凡邪未尽之证均当慎用。④苦味药大多能伤津、伐胃，津液大伤及脾胃虚弱者不宜大量用。⑤涩味药大多能敛邪，邪气未尽者慎用。淡味药过用，亦能伤津液，阴虚津亏者慎用。因此，本题的正确答案是 ABCD。

112.【试题答案】　　ABCD

【试题解析】　本题考查要点是"中药中有机化合物结构鉴定的常用方法"。中药中有机化合物结构鉴定的常用方法有质谱、红外光谱、核磁共振谱、紫外－可见光吸收光谱。因此，本题的正确答案为 ABCD。

113.【试题答案】　　BDE

【试题解析】　本题考查要点是"胆汁酸的鉴别"。胆汁酸的显色反应有：①Pettenkofer 反应：是根据蔗糖在浓硫酸作用下生成羟甲基糠醛，后者与胆汁酸缩合生成紫色物质的原理而进行的，所有的胆汁酸皆呈阳性反应。②Gregory Paseoe 反应：取 1mL 胆汁加 6mL 45% 硫酸及 1mL 0.3% 糠醛，密塞振摇后在 65℃ 水浴中放置 30 分钟，溶液显蓝色。③Hammarsten 反应：用 20% 的铬酸溶液溶解少量样品，温热，胆酸显紫色，鹅去氧胆酸不显色。④甾体母核的显色反应，亦适用于胆汁酸的鉴别。因此，本题的正确答案为 BDE。

114.【试题答案】　　ABCD

【试题解析】　本题考查要点是"炒黄"。炒黄的操作虽然简单，但炒制程度却难判定，因为很多药物表面就是黑色、黄色或灰色的，根据经验可以从以下几个方面判定。①对比看：炒制时可以留少许生品，一边炒，一边与生品比较，颜色加深即可。②听爆声：很多种子类药材，在炒制时都有爆鸣声，一般在爆鸣声减弱时即已达到炒制程度，不要等到爆鸣声消失。③闻香气：种子类药材炒制过程中一般都有固有的香气逸出，所以闻到香气时，即达到了炒制程度。④看断面：当看表面和听爆鸣声仍难以判定时，可以看种子的断面。断面呈淡黄色时即达到了炒制程度。该条是判定标准中最关键的一条，可以说炒黄的程度体现，在多数情况下就是断面的颜色。因此，本题的正确答案为 ABCDE。

115.【试题答案】　　ABCE

【试题解析】　本题考查要点是"胶剂原料的种类"。①皮类：驴皮是熬制阿胶的原料，以张大毛黑、质地肥厚、无病害者为优。②骨类：以骨骼粗壮、质地坚实、质润色黄之新品为佳。③甲类：板大质厚、颜色鲜明、未经水煮者为佳。④角类：以质重、坚硬、有光泽、角尖对光照呈粉红色的砍角为佳。因此，本题的正确答案是 ABCE。

116.【试题答案】　　BCE

【试题解析】　本题考查要点是"剂型选择的原则"。药物剂型必须满足临床治疗疾病性质的需要，如急症患者要求奏效迅速，宜选用注射剂、气雾剂、舌下片、滴丸等速效剂型。因此，本题的正确答案为 BCE。

117.【试题答案】　　CD

【试题解析】　本题考查要点是"固体分散体的常用载体"。制备固体分散体常用的载体材料有水溶性、难溶性和肠溶性三种。①水溶性载体材料：高分子聚合物（如聚乙二醇类、聚维酮类)、表面活性剂(如泊洛沙姆188、磷脂)、有机酸(如枸橼酸、酒石酸)、糖类(如山梨醇、蔗糖)、脲类(如尿素)等。②难溶性载体材料:纤维素衍生物(如乙基纤维素)、聚丙烯树脂类、脂类(如胆固醇、β-谷甾醇等)。③肠溶性载体材料:纤维素类(如醋酸纤维素酞酸酯)、聚丙烯树脂类(如Ⅱ号、Ⅲ号丙烯酸树脂)等。因此,本题的正确答案是CD。

118.【试题答案】 ABCDE

【试题解析】本题考查要点是"含三萜皂苷类化合物的常用中药"。含三萜皂苷类化合物的常用中药有人参、三七、甘草、黄芪、合欢皮、商陆、柴胡。因此,本题的正确答案为ABCDE。

119.【试题答案】 ABD

【试题解析】本题考查要点是"含胆汁酸类化学成分的常用中药"。牛黄约含8%胆汁酸,主要成分为胆酸、去氧胆酸和石胆酸。此外,还含有7% SMC及胆红素、胆固醇、麦角固醇、多种氨基酸(如丙氨酸、甘氨酸、牛磺酸、精氨酸、天冬氨酸、蛋氨酸等)和无机盐等。《中国药典》以胆酸和胆红素为牛黄的质量控制成分,要求胆酸含量不少于4.0%,胆红素含量不得少于25.0%。牛黄具有解痉作用,其对平滑肌的松弛作用主要由去氧胆酸引起,而SMC作用相反,能引起平滑肌的收缩作用。因此,本题正确答案为ABD。

120.【试题答案】 ABCD

【试题解析】本题考查要点是"常用动物类中药的加工"。①全蝎为节肢动物门蛛形纲钳蝎科动物东亚钳蝎的干燥体,春末至秋初捕捉,除去泥沙,置沸水或沸盐水中,煮至全身僵硬,捞出,置通风处,阴干,所以全蝎的药用部分是全蝎的干燥全体。②斑蝥为节肢动物门昆虫纲芫青科昆虫南方大斑蝥或黄黑小斑蝥的干燥体,夏、秋季清晨露水未干时捕捉,闷死或烫死,晒干,所以斑蝥的药用部分是斑蝥的干燥全体。③蜈蚣为节肢动物门多足纲蜈蚣科动物少棘巨蜈蚣的干燥体,所以蜈蚣的药用部分是蜈蚣的干燥全体。④鳖甲为脊索动物门爬行纲鳖科动物鳖的背甲,所以鳖甲的药用部分是鳖甲的干燥全体。⑤蛤蚧为脊索动物门爬行纲壁虎科动物蛤蚧除去内脏的干燥体,所以蛤蚧的药用部分不是蛤蚧的干燥全体。因此,本题的正确答案为ABCD。

中药学专业知识（一）

临考冲刺模拟试卷（三）

一、**最佳选择题**（每题1分，共40题，共40分）下列每小题的四个选项中，只有一项是最符合题意的正确答案，多选、错选或不选均不得分。

1. 在七情配伍中，半夏与生姜同用的配伍关系是（ ）
   A. 单行   B. 相须
   C. 相使   D. 相畏
   E. 相反

2. 莪术药材的适宜采收期是（ ）
   A. 秋冬季地上部分枯萎后   B. 春末夏初时节
   C. 植物光合作用旺盛期   D. 花完全盛开时
   E. 花瓣由黄变红时

3. 主要成分是苦参碱和氧化苦参碱的药材是（ ）
   A. 黄连   B. 防己
   C. 马钱子   D. 天仙子
   E. 山豆根

4. 按《中国药典》规定，质量控制成分的结构类型为异喹啉类生物碱的药材是（ ）
   A. 川乌   B. 天仙子
   C. 防己   D. 马钱子
   E. 千里光

5. 丹参中的脂溶性有效成分是（ ）
   A. 丹参素   B. 丹参酸甲
   C. 原儿茶酸   D. 原儿茶醛
   E. 丹参酮ⅡA

6. 提取莪术挥发油常用的方法是（ ）
   A. 浸渍法   B. 渗漉法
   C. 超声提取法   D. 加热回流法
   E. 水蒸气蒸馏法

7. 除另有规定外，应检查融变时限的制剂是（ ）
   A. 栓剂   B. 软膏剂
   C. 蜡丸   D. 黑膏药
   E. 凝胶贴膏

8. 降低天南星毒性的炮制方法是（ ）

A. 炒 B. 炙
C. 煅 D. 提净
E. 复制

9. 泻下作用极微,并有凉血化瘀止血的饮片是( )
A. 生大黄 B. 熟大黄
C. 大黄炭 D. 酒大黄
E. 醋大黄

10. 蓝黑墨水的制造是利用鞣质与( )作用而呈色。
A. 蛋白质 B. 生物碱
C. 铁氰化钾 D. 石灰水
E. 三氯化铁

11. 生物碱沉淀反应宜在( )中进行。
A. 酸性水溶液 B. 95%乙醇溶液
C. 氯仿 D. 碱性水溶液
E. 碱性醇溶液

12. 醋炙柴胡的目的是( )
A. 助其发散,增强解表作用 B. 助其升浮,增强升阳作用
C. 助其升散,增强疏肝作用 D. 抑制浮阳,增强清肝作用
E. 引药入肝,增强滋阴作用

13. 下列黄酮中无色的是( )
A. 黄酮醇 B. 查耳酮
C. 二氢黄酮醇 D. 异黄酮
E. 花色素

14. 氯化锶反应适用于结构中具有( )的黄酮。
A. 羟基 B. 邻二羟基
C. 亚甲二氧基 D. 甲氧基
E. 内酯结构

15. 根顶端具有多数瘤状茎残基,习称"狮子头"的药材是( )
A. 人参 B. 丹参
C. 党参 D. 桔梗
E. 白术

16. 与盐酸-镁粉呈红色至紫红色反应的化合物为( )
A. 橙酮 B. 黄酮醇、黄酮、二氢黄酮
C. 香豆素 D. 查耳酮
E. 异黄酮

17. 除另有规定外,应检查黏附力的制剂是( )
A. 贴膏剂 B. 软膏剂
C. 膏药 D. 膜剂
E. 乳膏剂

18. 十二烷基磺酸钠在明胶空心胶囊中用作( )
    A. 增光剂   B. 遮光剂
    C. 着色剂   D. 防腐剂
    E. 矫味剂

19. 按照《中国药典》微粒制剂指导原则靶向制剂的分类，二级靶向制剂可使药物定向作用于( )
    A. 靶器官   B. 靶组织
    C. 靶细胞   D. 靶细胞器
    E. 靶细胞核

20. 除另有规定外，口服制剂标签上应注明"用前摇匀"的是( )
    A. 溶液剂   B. 混悬剂
    C. 乳剂   D. 糖浆剂
    E. 合剂

21. 麸炒枳壳片的表面颜色为( )
    A. 黄色   B. 深黄色
    C. 淡黄色   D. 老黄色
    E. 淡黄绿色

22. 同一种制剂制成的口服制剂，药物吸收速度最快的剂型是( )
    A. 散剂   B. 片剂
    C. 胶囊剂   D. 溶液剂
    E. 混悬剂

23. 海马具有的性状鉴别特征是( )
    A. 方胜纹   B. 乌金衣
    C. 通天眼   D. 瓦楞身
    E. 白颈

24. 药用部位为干燥根茎和叶柄基的药材是( )
    A. 白及   B. 虎杖
    C. 威灵仙   D. 石菖蒲
    E. 绵马贯众

25. 关于注射用水的说法，错误的是( )
    A. 为纯水经蒸馏所得的水
    B. 用作配制注射剂的溶剂
    C. 用作配制滴眼剂的溶剂
    D. 用作注射容器的清洗
    E. 用作注射用无菌粉末的溶剂

26. 乳剂中分散相乳滴合并，而且与连续相分离成不相混溶的两层液体的现象称为( )
    A. 絮凝   B. 酸败

C. 破裂 D. 分层
E. 转相

27. 除另有规定外，在启用后最多可使用4周的制剂是（   ）
    A. 酊剂 B. 糖浆剂
    C. 合剂 D. 涂膜剂
    E. 煎膏剂

28. 下列可做膜剂填充剂的是（   ）
    A. 硬脂酸镁与滑石粉 B. 软肥皂、甘油、90%乙醇溶液（1:1:5）
    C. 聚乙二醇400 D. 碳酸钙
    E. 羧甲基纤维素钠

29. 制成颗粒后再压片是为了改善药物的（   ）
    A. 可压性和流动性 B. 崩解性和溶出性
    C. 防潮性和稳定性 D. 润滑性和抗黏着性
    E. 流动性和崩解性

30. 酸味药主要分布于（   ）
    A. 清热药、泻下药中 B. 化痰药和温肾壮阳药中
    C. 解表药、祛风湿药中 D. 收涩药和止血药中
    E. 补虚药和安神药中

31. 下列制剂中，需要检查金属性异物的剂型是（   ）
    A. 滴眼剂 B. 洗眼剂
    C. 眼膏剂 D. 眼丸剂
    E. 眼膜剂

32. 按《中国药典》规定，芦荟质量控制成分为芦荟苷，其结构类型属于（   ）
    A. 有机酸类 B. 生物碱类
    C. 黄酮类 D. 蒽醌类
    E. 香豆素类

33. 根呈圆柱形，略扭曲，长10～20cm，直径0.2～0.5cm，上部多有显著的横皱纹，下部较细，有纵皱纹及支根痕，味甚苦的药材是（   ）
    A. 泽泻 B. 板蓝根
    C. 龙胆 D. 南沙参
    E. 防风

34. 下列哪项不是槲寄生的性状特征（   ）
    A. 茎枝呈圆柱形，2～5叉状分枝长约30cm，直径0.3～1cm
    B. 表面黄绿色、金黄色或黄棕色，有纵皱纹
    C. 节膨大，节上有分枝或枝痕
    D. 体轻，质脆，易折断，断面不平坦，皮部黄色，木部色较浅，有放射性纹理
    E. 气微，味微甜

35. 含鞣酸的药物栓剂，不宜选作基质的是（   ）

A. 可可豆脂 B. 甘油明胶
C. 半合成山苍子油脂 D. 半合成棕榈油脂
E. 半合成椰子油脂

36. 辛夷来源于（　　）
    A. 豆科 B. 菊科
    C. 唇形科 D. 木兰科
    E. 茄科

37. 为纤维状集合体，体重，质软，纵断面具绢丝样光泽的药材是（　　）
    A. 朱砂 B. 雄黄
    C. 石膏 D. 硫黄
    E. 赭石

38. 茎方柱形，节稍膨大，叶柄短，叶片完整，展平后呈披针形或卵状披针形，上表面绿色，下表面灰绿色，两面光滑，味极苦的药材是（　　）
    A. 清香薷 B. 穿心莲
    C. 半枝莲 D. 广藿香
    E. 绵茵陈

39. 木瓜的加工方法为（　　）
    A. 阴干 B. 曝干
    C. 低温干燥 D. 沸水中略烫，晒干
    E. 置沸水中烫至外皮灰白色，对半剖开，晒干

40. 决明子来源于（　　）
    A. 鼠李科 B. 芸香科
    C. 伞形科 D. 豆科
    E. 木犀科

二、**配伍选择题**（每题1分，共60题，共60分）题目分为若干组，每组题目对应同一组备选项，备选项可重复选用，也可不选用。每题只有1个备选项最符合题意。

A. 延胡索 B. 莪术
C. 川芎 D. 三七
E. 白及

41. 呈不规则扁球形，表面有不规则网状皱纹，断面黄色，角质样，有蜡样光泽的药材是（　　）

42. 呈不规则扁球形，多有2～3个爪状分枝，表面有数圈同心环节和棕色点状须根痕，断面类白色，角质样的药材是（　　）

43. 呈不规则厚片，外表皮黄褐色或褐色，有皱缩纹，横切片可见明显波状环纹或多角形纹理；纵切片边缘不整齐，呈蝴蝶状的药材是（　　）

A. 云药 B. 怀药
C. 关药 D. 西北药
E. 北药

44. 道地药材天花粉属于（ ）
45. 道地药材防风属于（ ）

A. 知母皂苷 B. 人参皂苷
C. 龙胆苦苷 D. 雷公藤甲素
E. 甜菊苷

46. 属三萜皂苷类化合物的是（ ）
47. 属环烯醚萜苷类化合物的是（ ）
48. 属甾体皂苷类化合物的是（ ）

A. 生麻黄 B. 炙麻黄
C. 炙麻黄绒 D. 麻黄绒
E. 炒麻黄

49. 治外感风寒，表实无汗，宜选用的饮片是（ ）
50. 治外感风寒，表证较轻，咳喘较重，宜选用的饮片是（ ）
51. 治体虚外感风寒，表证已解、咳喘未愈，宜选用的饮片是（ ）

A. 紫草 B. 银杏叶
C. 葛根 D. 满山红
E. 陈皮

52. 主要含有醌类成分的中药是（ ）
53. 主要含有黄酮醇及其苷类成分的中药是（ ）

A. 水、甲醇、乙醇 B. 三氯甲烷、乙醚
C. 铁氰化钾氨溶液 D. 亚硝酰铁氰化钠
E. 乙酸铅、乙酸铜、氯化亚锡

54. 鞣质可溶于（ ）
55. 鞣质与之显色的试剂是（ ）
56. 鞣质与之发生沉淀的试剂是（ ）
57. 鞣质不溶于（ ）

A. 酚羟基 B. 内酯环结构
C. $1745 \sim 1715 cm^{-1}$ 吸收峰 D. 甲氧基
E. $3600 \sim 3200 cm^{-1}$ 吸收峰

58. 香豆素可与三氯化铁试剂反应呈蓝绿色，是因为其具有（ ）

59. 香豆素可发生异羟肟酸铁反应，是因为其具有（   ）

   A. 酸值
   B. 酯值
   C. pH 值
   D. 皂化值
   E. 折光率

60. 代表挥发油中酯类成分含量的指标是（   ）
61. 代表挥发油中游离羧酸和酚类成分含量的指标是（   ）
62. 代表挥发油中游离羧酸、酚类和结合态酯总量的指标是（   ）

   A. *GFR*
   B. *AUC*
   C. *Cl = KV*
   D. *V = X/C*
   E. $t_{1/2} = 0.693/K$

63. 生物半衰期为（   ）
64. 表观分布容积为（   ）

   A. 润滑剂
   B. 润湿剂
   C. 黏合剂
   D. 崩解剂
   E. 吸收剂

65. 硬脂酸镁在片剂处方中常用作（   ）
66. 滑石粉在片剂处方中常用作（   ）
67. 淀粉浆在片剂处方中常用作（   ）

   A. 每 100mL 相当于原药材 100g
   B. 每 100mL 相当于原药材 20g
   C. 每 100mL 相当于原药材 10g，或根据其半成品含量加以调整
   D. 每 100mL 含被溶物 85g
   E. 每 1g 相当于原药材 2~5g

68. 除另有规定外，含剧毒药酊剂的浓度为（   ）
69. 除另有规定外，一般药酊剂的浓度为（   ）
70. 除另有规定外，流浸膏剂的浓度为（   ）
71. 除另有规定外，浸膏剂的浓度为（   ）

   A. 葛根素
   B. 莪术醇
   C. 芦丁
   D. 紫杉醇
   E. 薄荷醇

72. 属于倍半萜类化合物的是（   ）
73. 属于单萜类化合物的是（   ）

A. 山药 B. 枳实
C. 骨碎补 D. 山楂
E. 苍术

74. 根据临床治疗需要，既可炒黄又可炒焦的中药是（   ）

75. 根据临床治疗需要，既可炒焦又可麸炒的中药是（   ）

A. 麦冬 B. 甘草
C. 商陆 D. 罗布麻叶
E. 合欢皮

76. 主要含甾体皂苷的中药是（   ）

77. 主要含强心苷的中药是（   ）

A. 柴胡 B. 鳖甲
C. 延胡索 D. 斑蝥
E. 乳香

78. 含三萜类化合物，醋炙后升散之性缓和的中药是（   ）

79. 宜用米炒的中药是（   ）

A. 疙瘩丁 B. 星点
C. 起霜 D. 砂眼
E. 蚯蚓头

80. 防风的性状鉴别特征是（   ）

81. 银柴胡的性状鉴别特征是（   ）

A. 均匀细腻，具有适当的黏稠性，易涂布于皮肤或黏膜上并无刺激性
B. 膏体应细腻、光亮、老嫩适度、摊涂均匀、无飞边缺口，加温后能粘贴于皮肤上且不移动
C. 膏料应涂布均匀，膏面应光洁，色泽一致，无脱膏、失黏现象
D. 外观应完整光洁，有均一的应用面积，冲切口应光滑、无锋利的边缘
E. 软化点、重量差异等应符合规定

82. 为贴膏剂质量要求的是（   ）

83. 为贴剂质量要求的是（   ）

84. 为软膏剂质量要求的是（   ）

A. 麻黄 B. 菊花
C. 白芍 D. 黄芪
E. 苏子

85. 既有发汗、解表的升浮特性，又能够止咳、平喘、利尿消肿而具有沉降作用的是

( )
86. 既能上行头目祛风止痛，又能下行血海活血通经的是（   ）
87. 既能补气升阳、脱毒生肌，又能利水消肿、固表止汗的是（   ）

  A. 干燥菌核   B. 干燥子实体
  C. 子座及昆虫尸体的复合体 D. 油胶树脂
  E. 香树脂

88. 茯苓的药用部位为（   ）
89. 冬虫夏草的药用部位为（   ）
90. 灵芝的药用部位为（   ）

  A. 肉豆蔻   B. 苦杏仁
  C. 补骨脂   D. 枳壳
  E. 吴茱萸

91. 药用部位为成熟果实的是（   ）
92. 药用部位为近成熟的是（   ）
93. 药用部位为未成熟的是（   ）
94. 药用部位为种子的是（   ）

  A. 膜控包衣型   B. 渗透泵型
  C. 乳剂分散型   D. 注射混悬液型
  E. 骨架型

95. 药物通过扩散、溶蚀作用而缓释的是（   ）
96. 释药速度与肠胃pH无关的是（   ）
97. 借助油相对药物分子的扩散产生屏障作用而缓释的是（   ）

  A. 白术   B. 甘草
  C. 人参   D. 地黄
  E. 狗脊

98. 主产地为河南的药材是（   ）
99. 主产地为浙江的药材是（   ）
100. 主产地为内蒙古的药材是（   ）

三、综合分析选择题（每题1分，共10题，共10分）题目分为若干组，每组题目基于同一个临床情景病例、实例或案例的背景信息逐题展开。每题的备选项中，只有1个最符合题意。

  患者，男，50岁，患消渴病5年，症见腰膝酸软、头晕耳鸣、骨蒸潮热、盗汗遗精、消渴。中医辨为肾阴虚证，处以六味地黄汤。药用：熟地黄24g，酒萸肉12g，山药12g，泽泻9g，牡丹皮9g，茯苓9g。7剂，每日1剂，水煎服。

101. 根据患者的病情，处方中山药的炮制方法是（　　）
  A. 麸炒　　　　　　　　B. 清炒
  C. 土炒　　　　　　　　D. 切制
  E. 蜜炙

102. 药师调配复核时，其中呈圆形或椭圆形厚片，切面黄白色至淡黄色，粉性，气微，味微苦的饮片是（　　）
  A. 熟地黄　　　　　　　B. 酒萸肉
  C. 泽泻　　　　　　　　D. 山药
  E. 牡丹皮

103. 患者服完7剂后即来就诊，自诉消渴等症状有所缓解，并云：因长期出差而不便服用汤剂，希望服用组成与功效相同的成药。鉴此，医师根据病情，建议其服以六味地黄汤方制成的成药，不适宜的剂型是（　　）
  A. 浓缩丸　　　　　　　B. 颗粒剂
  C. 胶囊　　　　　　　　D. 小蜜丸
  E. 软胶囊

104. 针对其病证，该方的主要药理作用是（　　）
  A. 解热　　　　　　　　B. 抗血栓
  C. 祛痰　　　　　　　　D. 降血压
  E. 降血糖

《中国药典》收载的生脉饮为口服液，处方为红参、麦冬和五味子。具有益气复脉、养阴生津的功效。

105. 处方中红参的产地加工方法为（　　）
  A. 发酵法　　　　　　　B. 煮法
  C. 炙法　　　　　　　　D. 蒸法
  E. 复制法

106. 处方中五味子含五味子醇甲，其结构类型是（　　）
  A. 木脂素　　　　　　　B. 黄酮
  C. 香豆素　　　　　　　D. 萜类
  E. 生物碱

107. 制备生脉饮口服液时，可加适量防腐剂，允许选用的品种和用量是（　　）
  A. 羟苯基乙酯，≤0.10%　　B. 山梨酸，≤0.30%
  C. 羟苯基丙酯，≤0.30%　　D. 苯甲酸，≤0.35%
  E. 羟苯基乙酯，≤0.35%

某男，42岁，自诉咽中有阻碍物，咯吐不出，吞咽不下，胸胁满闷，或时而恶心，呕吐涎沫，中医诊为梅核气，治当行气散结、化痰降逆，处以半夏厚朴汤，其药物组成为姜半夏、茯苓、厚朴、生姜、紫苏叶。

108. 处方调配复核，呈不规则的段或未切叶。叶多皱缩卷曲、破碎，完整者平展后呈卵圆形。边缘具圆锯齿。两面紫色或上表面绿色，下表面紫色，疏生灰白色毛。叶柄紫色或紫绿色。气清香，味微苦的饮片是（ ）
   A. 生姜　　　　　　　　　　B. 茯苓
   C. 厚朴　　　　　　　　　　D. 姜半夏
   E. 紫苏叶

109. 处方中姜半夏长于（ ）
   A. 消痰行水，降气止呕　　　B. 燥湿消痰，下气除满
   C. 温肺祛痰，利气散结　　　D. 温中化痰，降逆止呕
   E. 清热化痰，除烦止呕

110. 处方中厚朴主要成分厚朴酚，其结构类型是（ ）
   A. 黄酮　　　　　　　　　　B. 香豆素
   C. 木脂素　　　　　　　　　D. 生物碱
   E. 三萜皂苷

四、多项选择题（每题1分，共10题，共10分）下列每小题的备选答案中，有两个或两个以上符合题意的正确答案，多选、少选、错选、不选均不得分。

111. 方剂的组成变化包括（ ）
   A. 药味加减变化　　　　　　B. 药量加减变化
   C. 剂型更换变化　　　　　　D. 剂型加减变化
   E. 药味组成变化

112. 按《中国药典》，以干燥鳞茎作为川贝母入药的原植物有（ ）
   A. 暗紫贝母 *Fritillaria unibracteata*
   B. 甘肃贝母 *Fritillaria przewalskii*
   C. 太白贝母 *Fritillaria taibaiensis*
   D. 梭砂贝母 *Fritillaria delavayi*
   E. 湖北贝母在 *Fritillaria hupehensis*

113. 高等动物胆汁酸的结构特点为（ ）
   A. 是甾类化合物，具甾体母核　　B. 17位连有β-戊酸侧链
   C. 为三萜类化合物　　　　　　　D. 17位有不饱和内酯环
   E. 多与甘氨酸或牛磺酸以酰胺键结合，并以钠盐形式存在

114. 将样品点在纸片上，喷以醋酸镁甲醇液，置紫外灯下观察，呈天蓝色荧光的是（ ）
   A. 黄酮　　　　　　　　　　B. 二氢黄酮
   C. 5-羟基黄酮　　　　　　　D. 5-羟基二氢黄酮
   E. 二氢黄酮醇

115. 中药炮制的目的有（   ）
    A. 增强药物疗效   B. 降低药物的毒副作用
    C. 便于调剂成制剂   D. 改变药物的作用趋向
    E. 改变药物的性能

116. 影响药物在眼部吸收与利用的因素有（   ）
    A. 眼用制剂的 pH   B. 眼用制剂的刺激性
    C. 滴眼剂的黏度   D. 药物在外周血管的消除
    E. 药物从眼睑缝隙的流失

117. 关于气雾剂、喷雾剂质量检查项目的说法，正确的有（   ）
    A. 定量气雾剂应检查每揿主药含量   B. 非定量气雾剂每瓶应检查总喷次
    C. 定量喷雾剂应检查每喷主药含量   D. 非定量气雾剂的喷射速率
    E. 定量气雾剂应检查递送计量均一性

118. 北豆根的性状特征为（   ）
    A. 呈细长圆柱形，弯曲，有分枝   B. 表面多有细根，外皮易剥落
    C. 质韧，不易折断，断面不整齐   D. 木质部放射状排列，中心有髓
    E. 气微，味苦

119. 坚龙胆的性状特征有（   ）
    A. 表面淡黄色或黄棕色，上部多有显著的横皱纹
    B. 表面无横皱纹
    C. 外皮膜质，易脱落
    D. 木部黄白色
    E. 易与皮部分离

120. 矿物类中药的性状鉴别除对矿物的形状、大小颜色、质地、气味进行鉴别外，还应注意检查其（   ）
    A. 硬度、相对密度、条痕色   B. 透明度
    C. 断口、有无磁性   D. 化学组成
    E. 光泽、解理

模拟试卷（三）参考答案及解析

一、最佳选择题

1.【试题答案】 D

【试题解析】本题考查要点是"中药配伍和方剂"。半夏的毒性被生姜降低，为相畏配伍。因此，本题正确答案为 D。

2.【试题答案】 A

【试题解析】本题考查要点是"各类药材的一般采收原则"。莪术来源为姜科植物蓬莪术、广西莪术或温郁金的干燥根茎。根及根茎类：一般在秋、冬两季植物地上部分将枯萎时

及春初发芽前或刚露苗时采收，此时根或根茎中贮藏的营养物质最为丰富。因此，本题的正确答案为 A。

3.【试题答案】 E

【试题解析】本题考查要点是"含生物碱类化合物的常用中药"。苦参碱—山豆根；黄连—小檗碱；防己—防己碱和粉防己碱；马钱子—士的宁（番木鳖碱）；天仙子—莨菪碱。因此，本题的正确答案为 E。

4.【试题答案】 C

【试题解析】本题考查要点是"含生物碱类化合物的常用中药"。防己所含生物碱汉防己甲素及乙素，均为异喹啉类生物碱中的双苄基异喹啉类生物碱。因此，本题正确答案为 C。

5.【试题答案】 E

【试题解析】本题考查要点是"含醌类化合物的常用中药"。丹参的化学成分主要包括脂溶性成分和水溶性成分两大部分。脂溶性成分大多为共轭醌、酮类化合物，如丹参酮I、丹参酮IIA、丹参酮IIB、隐丹参酮等。因此，本题的正确答案为 E。

6.【试题答案】 E

【试题解析】本题考查要点是"含挥发油类的常用中药"。挥发油具有挥发性，用水蒸气蒸馏法提取。因此，本题正确答案为 E。

7.【试题答案】 A

【试题解析】本题考查要点是"栓剂"。融变时限除另有规定外，脂肪性基质的栓剂应在 30 分钟内全部融化、软化或触压时无硬芯；水溶性基质的栓剂应在 60 分钟内全部溶解。重量差异应符合规定，凡规定检查含量均匀度的栓剂，可不进行重量差异检查。栓剂的微生物限度照《中国药典》规定的检查方法检查，应符合规定。因此，本题正确答案为 A。

8.【试题答案】 E

【试题解析】本题考查要点是"其他炮制方法——复制"。天南星味苦、辛，性温；有毒。①生天南星辛温燥烈，有毒，多外用。②制天南星毒性降低，燥湿化痰的作用增强。③胆南星毒性降低，其燥烈之性缓和。药性由温转凉，味由辛转苦，功能由温化寒痰转为清化寒痰，息风定惊力强，多用于痰热咳喘。A 降低或消除药物的毒性：半夏。B 改变药性：天南星（胆汁质，由温转凉）。因此，本题的正确答案为 E。

9.【试题答案】 C

【试题解析】本题考查要点是"常用饮片的炮制方法——炙法"。大黄炭泻下作用极微，并有凉血化瘀止血作用。因此，本题的正确答案为 C。

10.【试题答案】 E

【试题解析】本题考查要点是"鞣质的理化性质"。鞣质的水溶液可与三氯化铁作用呈蓝黑色或绿黑色，通常用作鞣质的鉴别反应。蓝黑墨水的制造就是利用鞣质的这一性质。因此，本题的正确答案为 E。

11. 【试题答案】 A

【试题解析】本题考查要点是"生物碱沉淀反应的条件"。反应条件：生物碱沉淀反应一般在酸性水溶液中进行（苦味酸试剂可在中性条件下进行）。原因是生物碱与酸成盐易溶于水生物碱，沉淀试剂也易溶于水，且在酸水中稳定，而反应产物难溶于水因而有利于反应的进行和反应结果的观察。因此，本题的正确答案为A。

12. 【试题答案】 C

【试题解析】本题考查要点是"炙法"。醋柴胡的升散之性缓和，疏肝止痛的作用增强。多用于肝郁气滞的胁肋胀痛、腹痛及月经不调等。因此，本题的正确答案为C。

13. 【试题答案】 C

【试题解析】本题考查要点是"黄酮的性状"。一般情况下，黄酮、黄酮醇及其苷类多显灰黄至黄色；查耳酮为黄至橙黄色；而二氢黄酮、二氢黄酮醇、异黄酮类，因不具有交叉共轭体系或共轭链较短，故不显色（二氢黄酮及二氢黄酮醇）或显浅黄色（异黄酮）。因此，本题的正确答案为C。

14. 【试题答案】 B

【试题解析】本题考查要点是"黄酮类化合物的显色反应"。在氨性甲醇溶液中，氯化锶可与分子中具有邻二酚羟基结构的黄酮类化合物生成绿色至棕色乃至黑色沉淀。因此，本题的正确答案为B。

15. 【试题答案】 C

【试题解析】本题考查要点是"根及根茎类中药——党参"。习称"狮子头"的药材为党参。因此，本题的正确答案为C。

16. 【试题答案】 B

【试题解析】本题考查要点是"黄酮的理化性质"。盐酸－镁粉（或锌粉）反应：它是鉴定黄酮类化合物最常用的显色反应。方法是将样品溶于1.0mL甲醇或乙醇中，加入少许镁粉（或锌粉）振摇，滴加几滴浓盐酸，1~2分钟内（必要时微热）即可显色。多数黄酮、黄酮醇、二氢黄酮及二氢黄酮醇类化合物显橙红至紫红色，少数显紫色至蓝色，当β-环上有—OH或—OCH₃取代时，呈现的颜色亦随之加深。但查耳酮、橙酮、儿茶素类则无该显色反应。异黄酮类化合物除少数例外，也不显色。因此，本题的正确答案为B。

17. 【试题答案】 A

【试题解析】本题考查要点是"外用膏剂的质量要求"。除另有规定外，凝胶贴膏和橡胶贴膏照《中国药典》黏附力测定法测定，均应符合各品种项下的规定。因此，本题正确答案为A。

18. 【试题答案】 A

【试题解析】本题考查要点是"明胶空心胶囊的囊材组成"。明胶是空胶囊的主要囊材。另外还要加入适当的辅料，以满足制备和不同产品的要求，保证囊壳的质量要求。常用的有：①增塑剂，如甘油、山梨醇、羧甲基纤维素钠等，可增加囊壳的韧性与可塑性；②增稠剂，如琼脂可增加胶液的胶冻力；③遮光剂，如二氧化钛，可防止光对药物氧化的催化，增加光敏性药物的稳定性；④着色剂，如柠檬黄、胭脂红等可增加美观；⑤防腐剂，如对羧基苯甲酸酯类，可防止胶液在制备和贮存过程中发生霉变；⑥增光剂，如十二烷基磺酸钠，可增加囊壳的光泽；⑦芳香矫味剂，如乙基香草醛等。因此，本题的正确答案为A。

19. 【试题答案】　C

【试题解析】　本题考查要点是"靶向制剂"。二级靶向制剂系指进入靶部位的特殊细胞（如癌肿细胞）释药，而不作用于正常细胞。而一级靶向制剂系指进入靶部位的毛细血管床释药；三级靶向制剂系指药物作用于细胞内的一定部位。因此，本题的正确答案为C。

20. 【试题答案】　B

【试题解析】　本题考查要点是"混悬剂"。口服混悬剂在标签上应注明"用前摇匀"。因此，本题的正确答案为B。

21. 【试题答案】　C

【试题解析】　本题考查的要点是"枳壳的炮制"。麸炒枳壳先将锅烧热，均匀撒入定量麦麸，用中火加热，待烟起投入枳壳片，不断翻动，炒至淡黄色时取出，筛去麦麸，放凉。因此，本题的正确答案是C。

22. 【试题答案】　D

【试题解析】　本题考查要点是"药物的体内过程及其影响因素"。口服制剂药物吸收速度快慢的顺序是溶液剂＞混悬剂＞胶囊剂＞片剂＞包衣片。因此，本题的正确答案为D。

23. 【试题答案】　D

【试题解析】　本题考查要点是"常用动物类中药的鉴别——海马"。线纹海马：呈扁长形而弯曲，体长约30cm。表面黄白色。头略似马头，有冠状突起，具管状长吻，口小，无牙，两眼深陷。躯干部七棱形；尾部四棱形，渐细卷曲，体上有瓦楞形节状纹并具短棘。习称"马头、蛇尾、瓦楞身"。体轻，骨质坚硬。气微腥，味微咸。因此，本题正确答案为D。

24. 【试题答案】　E

【试题解析】　本题考查要点是"根及根茎类中药——绵马贯众"。绵马贯众为鳞毛蕨科植物粗茎鳞毛蕨 Dryopteris crassirhizoma Nakai 的干燥根茎和叶柄残基。白及（块茎）、虎杖（根和根茎）、威灵仙（根和根茎）、石菖蒲（根茎）。因此，本题的正确答案为E。

25. 【试题答案】　E

【试题解析】　本题考查要点是"注射用水"。注射用水为纯化水经蒸馏所得到的水，注射用水可作为配制注射液、滴眼剂等的溶剂或稀释剂及容器的精洗。灭菌注射用水主要用于注射灭菌粉末的溶剂或注射剂的稀释剂。因此，本题的正确答案为E。

26. 【试题答案】　C

【试题解析】　本题考查的要点是"乳剂的不稳定现象"。乳剂在放置过程中，乳滴逐渐聚集在上层或下层的现象称为分层。由于ζ电位降低促使液滴聚集,出现乳滴聚集成团的现象称为絮凝。O/W型乳剂转成W/O型乳剂或出现相反的变化称为转相。分散相乳滴合并且与连续相分离成不相混溶的两层液体的现象称为破裂。乳剂受外界因素(光、热、空气等)及微生物作用,使体系中油相或乳化剂发生变质的现象称为酸败。因此,本题的正确答案是C。

27.【试题答案】 D

【试题解析】本题考查要点是"涂膜剂"。涂膜剂应避光、密闭贮存,在启用后最多可使用4周。因此,本题正确答案为D。

28.【试题答案】 D

【试题解析】本题考查的要点是"膜剂的辅料"。可用来做膜剂填充剂的有碳酸钙、淀粉等。因此,本题的正确答案是D。

29.【试题答案】 A

【试题解析】本题考查的要点是"片剂"。由于制成颗粒后再压片,可改善物料的流动性和可压性,因此,制颗粒往往是压片的前过程。因此,本题的正确答案是A。

30.【试题答案】 D

【试题解析】本题考查要点是"中药五味——酸味"。酸味药主要分布于收涩药和止血药中,具有敛肺、止汗、涩肠、止血、固精、止泻的功能。因此,本题的正确答案为D。

31.【试题答案】 C

【试题解析】本题考查要点是"眼用制剂质量检查项目与要求"。眼用半固体制剂需要检查金属性异物,包括眼膏剂、眼用乳膏剂、眼用凝胶剂。因此,本题的正确答案为C。

32.【试题答案】 D

【试题解析】本题考查要点是"含醌类化合物的常用中药"。芦荟中主要活性成分是羟基蒽醌类衍生物,包括芦荟大黄素、大黄酸、大黄素、大黄酚、大黄素甲醚等。《中国药典》以芦荟苷为指标成分进行含量测定。芦荟中的蒽醌类成分多属于大黄素型。因此,本题正确答案为D。

33.【试题答案】 C

【试题解析】本题考查要点是"根及根茎类中药——龙胆"。根圆柱形,略扭曲,长10~20cm,直径0.2~0.5cm;表面淡黄色或黄棕色,上部多有显著的横皱纹,下部较细,有纵皱纹及支根痕。质脆,易折断,断面略平坦,皮部黄白色或淡黄棕色,木部色较浅,呈点状环列。气微,味甚苦。因此,本题的正确答案为C。

34.【试题答案】 E

【试题解析】本题考查要点是"茎木类中药——槲寄生"。槲寄生茎枝呈圆柱形,2~5叉状分枝长约30cm,直径0.3~1cm;表面黄绿色、金黄色或黄棕色,有纵皱纹;节膨大,节上有分枝或枝痕。体轻,质脆,易折断,断面不平坦,皮部黄色,木部色较浅,有放射性纹理；气微，髓部长偏向一边。叶对生于枝梢，易脱落，无柄；叶片呈长椭圆状披针形，长2~7cm，宽0.5~1.5cm；先端钝圆，基部楔形，全缘；表面黄绿色，有细皱纹，主脉5出，中间3条明显；革质。气微，味微苦，嚼之有黏性。因此，本题的正确答案是E。

35.【试题答案】 B

【试题解析】本题考查要点是"栓剂"。甘油明胶系用明胶、甘油与水制成，不适用于鞣酸与蛋白质有配伍禁忌的药物。因鞣酸与明胶可以生成沉淀。因此，本题的正确答案为B。

36.【试题答案】 D

【试题解析】本题考查要点是"常用花类中药——辛夷"。辛夷为木兰科植物望春花、玉兰、武当玉兰的干燥花蕾。因此，本题的正确答案为D。

37.【试题答案】 C

【试题解析】本题考查要点是"矿物药——石膏"。石膏的性状特征：为纤维状集合体。呈长块状、板块状或不规则状。白色、灰白色或淡黄色，有的半透明，条痕白色。体重，质软，纵断面具绢丝样光泽。A为朱红色细粉；B为橘红色块状或粒状；D为黄色不规则块状；E为暗棕红色或灰黑色扁平块状。因此，本题的正确答案为C。

38.【试题答案】 B

【试题解析】本组题考查要点是"全草类中药——穿心莲"。穿心莲茎呈方柱形，节稍膨大。切面不平坦，具类白色髓。叶片多皱缩或破碎，完整者展开后呈披针形或卵状披针形，先端渐尖，基部楔形下延，全缘或波状；上表面绿色，下表面灰绿色，两面光滑。气微，味极苦。因此，本题的正确答案为B。

39.【试题答案】 E

【试题解析】本题考查要点是"果实及种子类中药——木瓜"。木瓜的采收加工：夏、秋二季果实黄绿时采收，置沸水中烫至外皮灰白色，对半纵剖，晒干。因此，本题的正确答案为E。

40.【试题答案】 D

【试题解析】本题考查要点是"常用果实及种子类中药——决明子"。决明子为豆科植物决明或小决明的干燥成熟种子。因此，本题的正确答案为D。

二、配伍选择题

41~43.【试题答案】 A、E、C

【试题解析】本组题考查要点是"根及根茎类中药"。延胡索（元胡）：呈不规则扁球形，直径0.5~1.5cm。表面黄色或黄褐色，有不规则网状皱纹，顶端有略凹陷的茎痕，底部常有疙瘩状突起。质硬而脆，断面黄色，角质样，有蜡样光泽。气微，味苦。白及：呈不规则扁球形，多有2~3个爪状分枝，少数具4~5个爪状分枝，长1.5~6cm，厚0.5~3cm。表面灰白色或黄白色，有数圈同心环节和棕色点状须根痕，上面有突起的茎痕，下面有连接另一块茎的痕迹。质坚硬，不易折断，切面类白色，角质样。气微，味苦，嚼之有黏性。川芎：为不规则厚片，外表皮黄褐色或褐色，有皱缩纹。横切片切面黄白色或灰黄色，散有黄棕色小油点，可见明显波状环纹或多角形纹理。纵切片边缘不整齐，呈蝴蝶状，习称"蝴蝶片"，切面灰白色或黄白色，散有黄棕色小油点。质坚实，气浓香，味苦、辛、微甜。

44~45.【试题答案】 B、C

【试题解析】本组题考查要点是"道地药材"。①云药主要产地为云南，如三七、木香、重楼、茯苓、萝芙木、诃子、草果、马钱子、儿茶等。②怀药主要产地为河南，如著名的"四大怀药"——地黄、牛膝、山药、菊花；其他如天花粉、瓜蒌、白芷、辛夷、红花、金银花、山茱萸等。③关药主要产地为山海关以北、东北三省以及内蒙古，如人参、鹿茸、细辛、辽五味子、防风、关黄柏、龙胆、平贝母等。④北药主产地为河北、山东、山西以及内蒙古中部，如党参、酸枣仁、柴胡、白芷、滑石等。⑤西北药主产地为"丝绸之路"的起点西安以西的广大地区（陕、甘、宁、青、新及内蒙古西部），如大黄、当归、秦艽、秦皮、羌活、枸杞子、银柴胡、党参等。天花粉属于怀药，防风属于关药。

46~48.【试题答案】 B、C、A

【试题解析】本组题考查要点是"含三萜皂苷类化合物的常用中药、含萜类化合物的常用中药、含甾体皂苷类化合物的常用中药"。人参含有皂苷、多糖和挥发油等多种化学成分，人参皂苷为人参的主要有效成分之一。《中国药典》以人参皂苷为指标成分对人参、红参和人参叶进行含量测定。其中，人参和红参的质量控制成分为人参皂苷 Rg_1、人参皂苷 Re 和人参皂苷 Rb_1。龙胆含有的主要有效成分为裂环环烯醚萜苷类化合物，如獐牙菜苷、獐牙菜苦苷和龙胆苦苷等。知母中的化学成分主要为甾体皂苷和芒果苷，还含有木脂素、甾醇、鞣质、胆碱等成分。

49~51.【试题答案】 A、B、C

【试题解析】本组题考查要点是"麻黄的炮制作用"。①麻黄生品发汗解表和利水消肿力强。多用于风寒表实证，风水浮肿，风湿痹痛，阴疽痰核。②炙麻黄性温偏润，辛温发汗作用缓和，以宣肺平喘力胜。多用于表证较轻而肺气壅闭，咳嗽气喘较重的患者。③炙麻黄绒作用更缓和，适于表证已解而咳喘未愈的老人、幼儿及体虚患者。

52~53.【试题答案】 A、B

【试题解析】52题考查要点是"含醌类化合物的常用中药"。紫草的主要化学成分为萘醌类化合物。53题考查要点是"含黄酮类化合物的常用中药"。银杏叶中的黄酮类化合物有黄酮、黄酮醇及其苷类、双黄酮和儿茶素类等。

54~57.【试题答案】 A、C、E、B

【试题解析】本组题考查要点是"鞣质的理化性质"。①鞣质具有较强的极性，可溶于水、甲醇、乙醇、丙酮等亲水性溶剂，也可溶于乙酸乙酯，难溶于乙醚、三氯甲烷等亲脂性溶剂。②鞣质的水溶液与铁氰化钾氨溶液反应呈深红色，并很快变成棕色。③鞣质的水溶液能与乙酸铅、乙酸铜、氯化亚锡等重金属盐产生沉淀。

58~59.【试题答案】 A、B

【试题解析】本组题考查要点是"香豆素的显色反应"。①三氯化铁反应：具有酚羟基的香豆素类可与三氯化铁试剂产生颜色反应，通常是蓝绿色。②异羟肟酸铁反应：由于香豆素类具有内酯环，在碱性条件下可开环，与盐酸羟胺缩合成异羟肟酸，然后再在酸性条件下与三价铁离子络合成盐而显红色。

60~62.【试题答案】　B、A、D

【试题解析】本组题考查要点是"挥发油的化学常数"。①酸值是代表挥发油中游离羧酸和酚类成分含量的指标。以中和1g挥发油中游离酸性成分所消耗氢氧化钾的毫克数表示。②酯值是代表挥发油中酯类成分含量的指标。以水解1g挥发油中所含酯需消耗氢氧化钾的毫克数表示。③皂化值是代表挥发油中游离羧酸、酚类成分和结合态酯总量的指标。以皂化1g挥发油所消耗氢氧化钾的毫克数表示。皂化值是酸值和酯值之和。

63~64.【试题答案】　E、D

【试题解析】本组题考查的要点是"药物动力学常用参数"。生物半衰期是指体内药量或血药浓度消除一半所需要的时间。$t_{1/2}=0.693/K$。表观分布容积是体内药量与血药浓度间关系的一个比例常数，用V表示。$V=X/C$。

65~67.【试题答案】　A、A、C

【试题解析】本组题考查要点是"片剂的辅料"。润滑剂：①硬脂酸镁；②滑石粉；③聚乙二醇（PEC）；④月桂醇硫酸镁（钠）；⑤微粉硅胶。淀粉浆（糊）：为最常用的黏合剂。

68~71.【试题答案】　C、B、A、E

【试题解析】本组题考查的要点是"浸出药剂"。除另有规定外，每100mL相当于原饮片20g，含毒性药品的中药酊剂，每100mL相当于原饮片10g；其有效成分明确者，应根据其半成品的含量加以调整，使符合该酊剂项下的规定。流浸膏剂系指饮片用适宜的溶剂提取，蒸去部分溶剂，调整浓度至每1mL相当于原饮片1g的制剂。浸膏剂系指药材用适宜的溶剂提取，蒸去全部溶剂，调整浓度至每1g相当于原饮片2~5g的制剂。

72~73.【试题答案】　B、E

【试题解析】本组题考查要点是"含挥发油的常用中药"。吉马酮、莪术醇、莪术二醇、莪术酮及莪术二酮等为倍半萜类化合物，是莪术挥发油的主要有效成分。单环单萜的代表化合物薄荷醇，其左旋体习称薄荷脑，是薄荷挥发油中的主要成分。

74~75.【试题答案】　D、E

【试题解析】本组题考查要点是"炒法"。山楂：①炒山楂：酸味减弱，可缓和对胃的刺激性，善于消食化积。用于脾虚食滞，食欲不振，神倦乏力。②焦山楂：不仅酸味减弱，且增加了苦味，长于消食止泻。用于食积兼脾虚和痢疾。③山楂炭：其性收涩，具有止血、止泻的功效。可用于胃肠出血或脾虚腹泻兼食滞者。苍术：①麸炒苍术：辛味减弱，燥性缓和，气变芳香，增强了健脾和胃的作用，用于脾胃不和，痰饮停滞，脘腹痞满，青盲，雀目。②焦苍术：辛燥之性大减，以固肠止泻为主。用于脾虚泄泻，久痢，或妇女淋带白浊。

76~77.【试题答案】　A、D

【试题解析】本组题考查要点是"含甾体皂苷类化合物的常用中药、含强心苷类化合物的常用中药"。①含甾体皂苷类化合物的常用中药包括麦冬、知母。②含强心苷类化合物的常用中药包括香加皮、罗布麻叶。

78~79. 【试题答案】 A、D

【试题解析】 本组题考查要点是"炙法、炒法"。柴胡中含有的总皂苷为1.6%~3.8%。柴胡中所含皂苷均为三萜皂苷；醋柴胡的升散之性缓和，疏肝止痛的作用增强，多用于肝郁气滞的胁肋胀痛、腹痛及月经不调等症。米炒斑蝥毒性降低，其气味得到矫正，可内服，以通经、破癥散结为主。

80~81. 【试题答案】 E、D

【试题解析】 本组题考查要点是"根及根茎类中药"。防风：呈长圆锥形或长圆柱形，下部渐细，有的略弯曲，长15~30cm，直径0.5~2cm。根头部有明显密集的环纹，习称"蚯蚓头"，环纹上有的有棕褐色毛状残存叶基。表面灰棕色或棕褐色，粗糙，有纵皱纹、多数横长皮孔及点状突起的细根痕。体轻、质松，易折断，断面不平坦，皮部棕黄色至棕色，有裂隙，称"菊花心"，散生黄棕色油点，木质部浅黄色，气特异，味微甘。银柴胡：呈类圆柱形，偶有分枝，长15~40cm，直径0.5~2.5cm。表面浅棕黄色至浅棕色，有扭曲的纵皱纹及支根痕，多具孔穴状或盘状凹陷，习称"砂眼"，从砂眼处折断可见棕色裂隙中有细砂散出。根头部略膨大，有密集的呈疣状突起的芽苞、茎或根茎的残基，习称"珍珠盘"。质硬而脆，易折断，断面不平坦，较疏松，有裂隙，皮部甚薄，木部有黄白色相间的放射状纹理。气微，味甘。

82~84. 【试题答案】 C、D、A

【试题解析】 本组题考查的要点是"外用膏剂的质量要求"。①软膏剂应均匀、细腻，具有适当的黏稠性，易涂布于皮肤或黏膜上并无刺激性；应无酸败、变硬、融化、油水分离等变质现象。②膏药的膏体应细腻、光亮、老嫩适度、摊涂均匀、无飞边缺口，加温后能粘贴于皮肤上且不移动；黑膏药应乌黑、无红斑，白膏药应无白点；软化点、重量差异等应符合规定；膏药应密闭，置阴凉处储存。③贴膏剂的膏料应涂布均匀，膏面应光洁，色泽一致，无脱膏、失黏现象。背衬面应平整、洁净、无漏膏现象。涂布中若使用有机溶剂，必要时应检查残留溶剂。④贴剂的外观应完整光洁，有均一的应用面积，冲切口应光滑、无锋利的边缘。

85~87. 【试题答案】 A、C、D

【试题解析】 本组题考查要点是"中药升降浮沉"。有些中药具有升浮和沉降的双向作用趋向，如麻黄发汗、解表具有升浮的特性，又能够止咳、平喘、利尿消肿而具有沉降的特性；白芍既能上行头目祛风止痛，具有升浮的特性，又能下行血海活血通经，又有沉降的特点；黄芪既能补气升阳、脱毒生肌，具有升浮的特性，又能利水消肿、固表止汗，具有沉降的特点。

88~90. 【试题答案】 A、C、B

【试题解析】 本组题考查要点是"藻、菌、地衣类中药的药用部位"。①茯苓为多孔菌科真菌茯苓的干燥菌核。②冬虫夏草为麦角菌科真菌冬虫夏草寄生在蝙蝠蛾科昆虫幼虫上的子座及幼虫尸体的复合体。③灵芝为多孔菌科真菌灵芝（赤芝）或紫芝的干燥子实体。

91~94.【试题答案】 C、E、D、B

【试题解析】本组题考查要点是"果实及种子类中药的药用部位"。①补骨脂为豆科植物补骨脂的干燥成熟果实。②吴茱萸为芸香科植物吴茱萸、石虎或疏毛吴茱萸的干燥将近成熟果实。③枳壳为芸香科植物酸橙及其栽培变种的干燥未成熟果实。④苦杏仁为蔷薇科植物山杏、西伯利亚杏、东北杏或杏的干燥成熟种子。

95~97.【试题答案】 E、B、C

【试题解析】本组题考查要点是"缓释、控释制剂的类型"。①骨架型缓释、控释制剂：将药物分散在水溶性、脂溶性或不溶性骨架材料中，药物靠扩散、溶蚀作用或扩散与溶蚀共同作用而释放药物的一类缓释、控释制剂。②渗透泵式控释制剂：由于胃肠道中的离子不能通过半透膜，故渗透型片剂的释药速度与 pH 无关。③乳剂分散型缓释制剂：水溶性药物可以制成 W/O 型乳剂，借助油相对药物分子扩散一定的屏障作用而达到缓释目的。

98~100.【试题答案】 D、A、B

【试题解析】本组题考查要点是"根及根茎类中药的主产地"。①地黄主产于河南省武陟、温县、博爱等县。②白术主产于浙江、安徽、湖南、湖北等省。③甘草主产于内蒙古、甘肃、新疆等省区。

三、综合分析选择题

101.【试题答案】 D

【试题解析】本题考查要点是"炒法"。山药以补肾生精、益肺阴为主。用于肾虚遗精、尿频，肺虚喘咳，阴虚消渴。因此，本题的正确答案为D。

102.【试题答案】 C

【试题解析】本题考查要点是"根及根茎类中药——泽泻"。泽泻切面黄白色至淡黄色，粉性，有很多细孔，气微，味微苦。因此，本题的正确答案为C。

103.【试题答案】 D

【试题解析】本题考查要点是"蜜丸（含水蜜丸）"。患者为糖尿病，小蜜丸中含有糖，不适用于糖尿病患者。因此，本题的正确答案为D。

104.【试题答案】 E

【试题解析】本题考查要点是"各类中药的主要药理作用"。患者糖尿病应以降糖为主。因此，本题的正确答案为E。

105.【试题答案】 D

【试题解析】本题考查要点是"蒸、煮、焯法"。红参：取原药材，洗净，经蒸制干燥后即为红参。因此，本题的正确答案为D。

106.【试题答案】 A

【试题解析】本题考查要点是"含木脂类化合物的常用中药"。五味子中含木脂素较多，约5%，近年来从其果实中分得一系列联苯环辛烯型木脂素，其中包括五味子醇和五味子素，五味子酯甲、乙、丙、丁和戊。因此，本题的正确答案为A。

107.【试题答案】 B

【试题解析】本题考查要点是"合剂"。合剂系指饮片用水或其他溶剂，采用适宜的方法提取制成的口服液体制剂，其中单剂量灌装者也可称为口服液。在制剂确定处方时，该处方的抑菌效力应符合《中国药典》抑菌效力检查法的规定，山梨酸和苯甲酸的用量不得超过0.3%，（其钾盐、钠盐的用量分别按酸计）羟苯酯类的用量不得超过0.05%，如加入其他附加剂，其品种与用量应符合国家标准的有关规定，不影响成品的稳定性，并应避免对检验产生干扰。因此，本题的正确答案为B。

108.【试题答案】 E

【试题解析】本题考查要点是"叶类中药——紫苏叶"。题中的描述符合紫苏叶的性状特征。因此，本题的正确答案为E。

109.【试题答案】 D

【试题解析】本题考查要点是"其他制法——半夏"。姜半夏增强了降逆止呕作用，以温中化痰、降逆止呕为主，用于痰饮呕吐，胃脘痞满。因此，本题的正确答案为D。

110.【试题答案】 C

【试题解析】本题考查要点是"含木脂素类化合物的常用中药——厚朴"。厚朴酚结构类型是木脂素。因此，本题的正确答案为C。

四、多项选择题

111.【试题答案】 ABC

【试题解析】本题考查的要点是"方剂的组成变化"。方剂的组成变化主要有三种：药味加减变化、药量加减变化、剂型更换变化。因此，本题的正确答案是ABC。

112.【试题答案】 ABCD

【试题解析】本题考查要点是"根及根茎类中药"。川贝母【来源】为百合科植物川贝母、暗紫贝母、甘肃贝母、梭砂贝母、太白贝母或瓦布贝母的干燥鳞茎。按药材性状不同分别习称"松贝""青贝""炉贝"和栽培品。因此，本题正确答案为ABCD。

113.【试题答案】 ABE

【试题解析】本题考查要点是"胆汁酸的结构特点"。天然胆汁酸是胆烷酸的衍生物，在动物的胆汁中它们通常与甘氨酸或牛磺酸的氨基以酰胺键结合成甘氨胆汁酸或牛磺胆汁酸，并以钠盐形式存在。胆烷酸的结构中有甾体母核，其中B/C环稠合皆为反式，C/D环稠合也多为反式，而A/B环稠合有顺反两种异构体形式。母核上C-10和C-13位的角甲基皆为β-取向，C-17位上连接的戊酸侧链也是β-取向。因此，本题的正确答案为ABE。

114. 【试题答案】 BDE

【试题解析】本题考查要点是"黄酮类化合物的显色反应"。常用乙酸镁甲醇溶液为显色剂，本反应可在纸上进行。试验时在滤纸上滴加一滴供试液，喷以乙酸镁的甲醇溶液，加热干燥，在紫外光灯下观察。二氢黄酮、二氢黄酮醇类可显天蓝色荧光，若具有 C_5–OH，色泽更为明显。而黄酮、黄酮醇及异黄酮类等则显黄至橙黄乃至褐色。因此，本题的正确答案为 BDE。

115. 【试题答案】 ABCDE

【试题解析】本题考查要点是"中药炮制的目的"。中药炮制的目的有：①降低或消除药物的毒性或副作用；②改变或缓和药物的性能；③增强药物疗效；④便于调剂和制剂；⑤改变或增强药物作用的部位或趋向。因此，本题的正确答案为 ABCDE。

116. 【试题答案】 ABCDE

【试题解析】本题考查要点是"眼用制剂中药物吸收的途径及影响吸收的因素"。影响眼用制剂中药物吸收的因素：药物从眼睑缝隙的损失；药物的外周血管消除；眼用制剂的 pH 及药物的 pK_a；刺激性；表面张力；黏度。因此，本题正确答案为 ABCDE。

117. 【试题答案】 ABCDE

【试题解析】本题考查要点是"气雾剂与喷雾剂的质量要求"。每揿主药含量：定量气雾剂每揿主药含量应为每揿主药含量标示量的 80%~120%。每瓶总喷次：多剂量定量喷雾剂每瓶总喷次均不得少于其标示总喷次。每喷主药含量：定量喷雾剂每喷主药含量应为标示含量的 80%~120%。喷射速率：非定量气雾剂每瓶的平均喷射速率（g/s），均应符合各品种项下的规定。递送剂量均一性：定量气雾剂照吸入制剂相关项下方法检查，递送剂量均一性应符合规定；定量吸入喷雾剂、混悬型和乳液型定量鼻用喷雾剂照吸入制剂或鼻用制剂相关项下方法检查应符合规定。因此，本题的正确答案为 ABCDE。

118. 【试题答案】 ABCDE

【试题解析】本题考查要点是"根及根茎类中药——北豆根的性状鉴别"。北豆根药材呈细长圆柱形，弯曲，有分枝，长可达 50cm，直径 0.3~0.8cm。表面黄棕色至暗棕色，多有弯曲的细根，并可见突起的根痕及纵皱纹，外皮易剥落。质韧，不易折断，断面不整齐，纤维细，木部淡黄色，呈放射状排列，中心有髓。气微，味苦。因此，本题的正确答案为 ABCDE。

119. 【试题答案】 BCDE

【试题解析】本题考查要点是"根及根茎类中药——龙胆性状鉴别"。坚龙胆表面无横皱纹，外皮膜质，易脱落；木部黄白色，易与皮部分离。因此，本题的正确答案为 BCDE。

120. 【试题答案】 ABCE

【试题解析】本题考查要点是"矿物类中药的性状鉴别"。矿物类中药的性状鉴别除对矿物的形状、大小颜色、质地、气味进行鉴别外，还应注意检查其硬度、相对密度、条痕色、透明度、光泽、解理、断口、有无磁性。因此，本题的正确答案为 ABCE。